"十三五"国家重点图书出版规划项目

国家出版基金项目
NATIONAL PUBLICATION FOUNDATION

总主编　付小兵

创面治疗新技术的研发与转化应用系列丛书

第3册

超声与水刀清创技术在创面治疗中的应用

CHAOSHENG YU SHUIDAO QINGCHUANG JISHU ZAI CHUANGMIAN ZHILIAO ZHONG DE YINGYONG

本册主编　李宗瑜　刘　锐

U0340501

郑州大学出版社

· 郑州 ·

图书在版编目(CIP)数据

超声与水刀清创技术在创面治疗中的应用/李宗瑜,刘锐主编. — 郑州:郑州大学出版社,2019. 9

(创面治疗新技术的研发与转化应用系列丛书/付小兵总主编;第3册)

ISBN 978-7-5645-6659-3

Ⅰ. ①超… Ⅱ. ①李…②刘… Ⅲ. ①超声波诊断 - 应用 - 创伤外科学②清创术 - 应用 - 创伤外科学 Ⅳ. ①R64

中国版本图书馆 CIP 数据核字(2019)第 167905 号

郑州大学出版社出版发行

郑州市大学路 40 号　　　　　　邮政编码:450052

出版人:孙保营　　　　　　　　发行电话:0371-66966070

全国新华书店经销

河南瑞之光印刷股份有限公司印制

开本:880 mm×1 230 mm　1/32

印张:5.125

字数:148 千字

版次:2019 年 9 月第 1 版　　　　印次:2019 年 9 月第 1 次印刷

书　号:ISBN 978-7-5645-6659-3　　定价:70.00 元

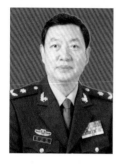

付小兵，中国工程院院士，教授、创伤外科研究员、博士研究生导师。现任中国人民解放军总医院生命科学院院长，基础医学研究所所长，全军创伤修复与组织再生重点实验室主任，北京市皮肤损伤修复与组织再生重点实验室主任等职务。任南开大学教授，北京大学、中国医科大学等国内 10 余所著名大学客座教授。

学术任职：国际创伤愈合联盟（WUWHS）执行委员，亚洲创伤愈合学会（AWHA）主席，国务院学位委员会学科评议组成员，国家自然科学基金评委和咨询委员，国家技术发明奖和国家科技进步奖评委，国家高技术研究发展项目（"863"项目）主题专家，中国工程院医药卫生学部副主任，中国生物材料学会理事长，中华医学会理事，中华医学会组织修复与再生分会主任委员，中华医学会创伤学分会主任委员、前任主任委员和名誉主任委员，全军医学科学技术委员会常委，全军战创伤专业委员会主任委员，国际《创伤修复与再生杂志》（WRR）、《国际创伤杂志》（IWJ）、《国际下肢损伤杂志》（IJLEW）、国际《创伤治疗进展》（AWC）、《再生医学研究》（RMR）、《中国科学：生命科学》及《中华创伤杂志》（中、英文版）编委，《解放军医学杂志》总主编，《军事医学研究》（MMR）主编等。1995 年国家杰出青年基金获得者，2009 年当选为中国工程院院士，2018 年当选为法国医学院外籍院士。

研究贡献：长期从事创（战、烧）伤及损伤后的组织修复与再生研究工作，主要包括战创伤医学、组织修复和再生医学以及生物治疗学三大领域。重点涉及火器伤与创伤弹道学、生长因子生物学、干细胞诱导分化与组织再生、严重创伤致重要内脏缺血性损伤的主动修复以及体表难愈合创面发生机制与防控等。20 世纪 80 年代中期曾 4 次赴云南老山前线参加战伤调查和救治，经受了战争的考验并获得宝贵的战伤救治经验。1991 年出版了国际上第一部《生长因子与创伤修复》学术专著，1998 年在国际著名医学杂志《柳叶刀》（Lancet）首先报道了成纤维细胞生长因子对烧伤创面的多中心治疗结果，推动了我国基因工程生长因子类国家一类新药的研发与临床应用，被英国广播公司（BBC）以"把牛的激素变成了治疗烧伤药物"进行高度评价。2001 年再次在《柳叶刀》上报道了表皮细胞通过去分化途径转变为表皮干细胞的重要生物学现象，为组织修复和再生提供了原创性的理论根据，被国际同行以"相关研究对细胞去分化给予了精彩的总结"和"是组织修复与再生的第 4 种机制"等进行充分肯定。2007 年与盛志勇院士一起带领团队在国际上首先利用自体干细胞再生汗腺获得成功，为解决严重创（烧）伤患者后期的出汗难题提供了基础，被国际同行评价为"里程碑式的研究"。2008 年发现并在国际上首先报道了中国人体表慢性难愈合创面流行病学变化的新特征，推动了中国慢性难愈合创面创新防控体系的建立并取得显著效果，被国际同行以"向东方看"进行高度评价，该成果获 2015 年度国家科技进步奖一等奖。

作为首席科学家获国家重点基础研究发展计划项目（"973"项目）、国家重点研发计划项目、国家自然科学基金创新群体项目（连续三期）、国家杰出青年科学基金（1995 年度）、全军"十二五"和"十三五"战创伤重大项目等 28 项资助。主编《中华战创伤学》、《中华创伤医学》、《再生医学：原理与实践》、《现代创伤修复学》、英文版 Advanced Trauma and Surgery 和 Cellular Dedifferentiation and Regenerative Medicine 等专著 26 部，参编专著 30 余部，在《柳叶刀》和其他国内外杂志发表论文 600 余篇。特别是 2012 年应《科学》（Science）杂志社邀请，组织中国科学家在该杂志出版了一期有关《中国的再生医学》（Regenerative Medicine in China）的增刊，显著提升了我国再生医学在国际上的影响。获国家和军队二等奖以上成果 23 项，其中以第一完成人获国家科技进步奖一等奖 1 项、二等奖 3 项和省部级一等奖 3 项。培养博士研究生、博士后研究人员等 70 余人。

个人荣誉: 1993 年获"国务院政府特殊津贴",被评为"首届全国百名优秀中青年医学科技之星"。1995 年和 2004 年分别获中国人民解放军总后勤部"十大杰出青年"和"科技金星"等荣誉称号。2002 年和 2004 年分别获"求是杰出青年奖"和中国工程院"光华工程科技奖青年奖"。2008 年获"中国人民解放军杰出专业技术人才奖"。2008 年被国际创伤愈合联盟授予"国际创伤修复研究终身成就奖"(Lifetime Achievement Award),为获此殊荣的唯一华人学者。2009 年获"何梁何利基金科学与技术进步奖"。2011 年获中欧创伤修复联盟"终身成就奖"。2012 年当选为"科学中国人(2012)年度人物",并被评为"全军优秀共产党员"。2013 年获"中华创伤医学终身成就奖"和"中华烧伤医学终身成就奖"。2014 年被评为"全军优秀教师"。2016 年被评为全国优秀科技工作者。2012 年和 2018 年分别被中共中央宣传部和中央军委政治工作部作为科技创新重大典型在全国宣传。荣立个人一等功 1 次、二等功 3 次和三等功 1 次。

主编简介

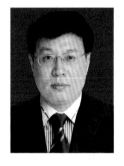

李宗瑜，主任医师，二级教授。现任哈尔滨市第五医院党委书记，烧伤外科学科带头人，黑龙江省暨哈尔滨市重点领军人才梯队（烧伤外科）带头人，黑龙江省暨哈尔滨市烧伤外科临床质量控制中心主任，黑龙江省慢性创面诊疗中心主任。

学术任职：中国医师协会创伤外科医师分会副会长，中华医学会烧伤外科学分会常务委员，中国医师协会烧伤外科分会常务委员，黑龙江省烧伤外科专业委员会主任委员，黑龙江省医师协会创伤外科分会会长，《中华烧伤杂志》常务编委，《中华损伤与修复杂志（电子版）》副总编。

专业特长：在成人大面积烧伤的休克复苏、感染防治、多器官功能障碍综合征的防治、创面修复，严重电烧伤和吸入性损伤的救治，以及小儿重度和特重度烧伤的救治等方面有较深的造诣。

研究贡献：先后完成国家"973"项目三级子课题"真皮、脂肪穹窿结构与烧伤后增生性瘢痕形成关系的研究"，黑龙江省科研项目"思密达预防烧伤后肠源性感染的研究"，哈尔滨市科技攻关计划项目"组织工程骨和皮肤的实验研究和临床应用""脱细胞异体真皮与自体微粒皮混合移植"等7项科研课题；获黑龙江省科技进步奖三等奖3项、哈尔滨市科技进步奖二等奖2项、哈尔滨市科技进步奖三等奖4项；在SCI、中华医学系列期刊发表论文20余篇；参与编写医学论著2部。

个人荣誉：第八届中国医师奖获得者；国务院政府特殊津贴获得者；黑龙江省五一劳动奖章获得者；黑龙江省卫生系统有突出贡献的中青年专家；黑龙江省首届"德艺双馨"专家；黑龙江省省级龙江名医；哈尔滨市有突出贡献的中青年专家。

主编简介

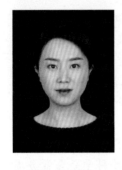

刘锐，女，副主任医师、副教授。现任黑龙江省医院烧伤科和创面修复重建外科主任。

学术任职：中华医学会烧伤外科学分会青年委员，中华医学会烧伤外科学分会创面修复学组委员，中华医学会手外科学分会东北地区常务委员，中华少年儿童慈善救治基金会医疗顾问，中国女医师协会烧创伤分会常务委员，中国医药教育协会烧伤专业委员会委员，中国康复医学会修复重建专业委员会委员，中国研究型医院烧创伤修复重建委员会青年委员，黑龙江省组织修复与再生分会副主任委员。《中华烧伤杂志》《中华损伤与修复杂志》特约编委。黑龙江省医学会、哈尔滨市医学会医疗事故技术鉴定专家库成员，黑龙江省科技厅、哈尔滨市科技局科技专家库成员。

专业特长：长期从事烧伤休克和多器官障碍综合征的发病机制及防治研究。在大面积危重烧伤及其后期整形方面积累了丰富的经验，并在小儿及老年烧伤、放射性损伤、电击伤、化学性烧伤、冻伤、烧冲复合伤的救治方面积累了丰富的临床经验。

学术成就：作为主要完成人主持或参加国家、省市科研项目10余项。作为第一完成人获得省市级科技进步奖5项，医疗卫生新技术应用奖10余项。以第一作者发表文章30余篇，其中SCI收录6篇。参与编写专著3部。

个人荣誉：2016年哈尔滨市青年科技奖获得者。

1

阮瑞霞　副主任护师、国际造口治疗师
　　　　西安交通大学第一附属医院
李学拥　教授、主任医师
　　　　中国人民解放军空军军医大学第二附属医院
李宗瑜　教授、主任医师　哈尔滨市第五医院
李炳辉　主任医师　华中科技大学同济医学院附属梨园医院
杨彩哲　主任医师　中国人民解放军空军特色医学中心
肖丽玲　主任医师　暨南大学附属第一医院
吴　军　教授　深圳大学第一附属医院
沈余明　教授、主任医师　北京积水潭医院
陆树良　教授、主任医师　上海交通大学医学院、上海市烧伤研究所
周建大　教授、主任医师　中南大学湘雅三医院
郇京宁　教授、主任医师　上海交通大学医学院附属瑞金医院
官　浩　副教授、副主任医师
　　　　中国人民解放军空军军医大学第一附属医院
赵　珺　主任医师　上海交通大学附属第六人民医院
荣新洲　教授、主任医师　华南理工大学附属第二医院
胡大海　教授、主任医师
　　　　中国人民解放军空军军医大学第一附属医院
胡宏鸯　副主任护师　浙江大学医学院附属邵逸夫医院
姜玉峰　副主任医师
　　　　中国人民解放军战略支援部队特色医学中心
姜笃银　教授、主任医师　山东大学第二医院
贾赤宇　教授、主任医师　厦门大学附属翔安医院
徐　欣　教授、主任医师　复旦大学附属中山医院
郭光华　教授、主任医师
　　　　江西省烧伤研究所、南昌大学第一附属医院
黄晓元　教授、主任医师　中南大学湘雅医院
黄跃生　教授、主任医师
　　　　南方科技大学第一附属医院(深圳市人民医院)
曹烨民　教授、主任医师
　　　　上海中医药大学附属上海市中西医结合医院

章一新　教授、主任医师　上海交通大学附属第九人民医院
韩春茂　教授、主任医师　浙江大学医学院附属第二医院
程　飚　教授、主任医师　中国人民解放军南部战区总医院
温　冰　主任医师　北京大学第一医院
谭　谦　教授、主任医师　南京大学医学院附属鼓楼医院
魏在荣　教授、主任医师　遵义医科大学附属医院

附：分册主编名单

第 1 册　创面治疗新技术总论
　　　　　付小兵　陆树良　吴　军
第 2 册　酶与生物清创技术在创面治疗中的应用
　　　　　王爱萍
第 3 册　超声与水刀清创技术在创面治疗中的应用
　　　　　李宗瑜　刘　锐
第 4 册　光、电及磁在创面治疗中的应用
　　　　　程　飚　黄跃生　付小兵
第 5 册　生长因子/细胞因子在创面治疗中的应用
　　　　　程　飚　付小兵　韩春茂
第 6 册　细胞治疗在创面修复中的应用
　　　　　史春梦　王达利　周建大
第 7 册　组织工程在创面治疗中的应用
　　　　　韩春茂　姜笃银　付小兵
第 8 册　氧疗在创面修复中的应用
　　　　　刘宏伟　付小兵　肖丽玲
第 9 册　负压封闭引流技术在创面治疗中的应用
　　　　　胡大海　郇京宁　官　浩
第 10 册　生物敷料在创面治疗中的应用
　　　　　吕国忠
第 11 册　先进敷料在创面治疗中的应用
　　　　　李学拥

3

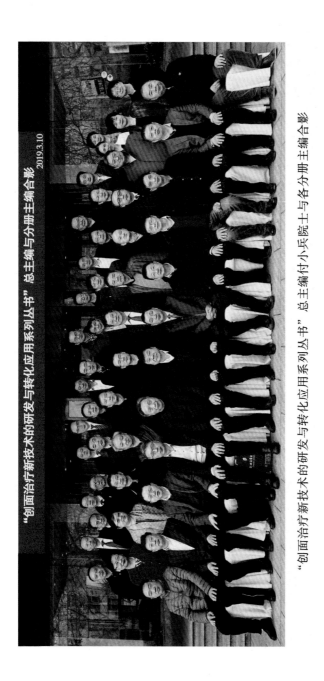

"创面治疗新技术的研发与转化应用系列丛书" 总主编付小兵院士与各分册主编合影

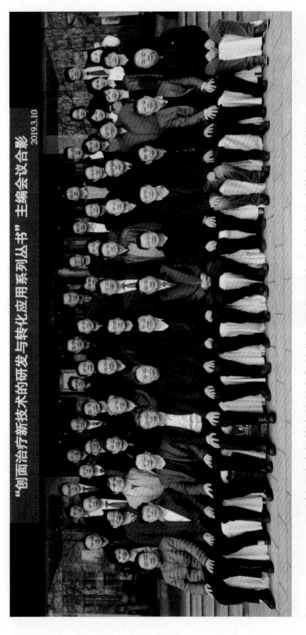

"创面治疗新技术的研发与转化应用系列丛书" 主编会议全体与会者合影

作者名单

主　编

李宗瑜　教授、主任医师　哈尔滨市第五医院

刘　锐　副教授、副主任医师　黑龙江省医院

副主编

牟　斌　主任医师　哈尔滨市第五医院

王树明　副教授、副主任医师　黑龙江中医药大学附属第一医院

编　委（以姓氏笔画为序）

王树明　冯　光　刘　锐　牟　斌　牟海涛

朱世辉　李　卫　李　昕　李宗瑜　李金松

杨心波　邵铁滨　郑　旺　翟明翠

主编助理

程振平　主任护师　哈尔滨市第五医院

内容提要

　　"创面治疗新技术的研发与转化应用系列丛书"第3册《超声与水刀清创技术在创面治疗中的应用》是一部介绍超声清创和水动力清创应用于各种急、慢性创面治疗的医学专著。全书分4个部分,较系统地介绍了清创术的概念、发展史,临床常用的清创方法,清创设备与清创方法的选择,超声清创和水动力清创系统的原理、适应证和禁忌证、操作方法及典型病例,并对超声和水刀清创做了总结和展望。其内容丰富,图文并茂,看图识技,实用性强,便于阅读,可作为烧、创伤外科及创面修复科等相关专业的各级临床医师和初学者的参考书。

创面治疗新技术的研发与转化应用系列丛书

总序

创面治疗是古老的医学问题之一,同时在现代社会又有重大的治疗需求,由于社会进步、工农业生产的高速发展以及人们生活方式的改变,现在的创伤和创面治疗与以往相比都发生了很大的改变。一是种类明显增多。除传统的由交通事故、工矿事故、火灾事故以及战争与局部冲突等导致的组织损伤外,由疾病导致的组织损伤与创面也明显增多,如糖尿病与动静脉疾病导致的糖尿病足和下肢动静脉性溃疡创面等。二是发生机制更加复杂。除了创伤和创面本身,其病理生理过程还涉及原始疾病治疗以及老龄化等许多方面,受许多因素的影响,远远超过创伤和创面治疗本身。三是治疗难度加大。由于创伤和创面的发生与发展涉及许多方面,除治疗损伤组织本身外,还需要治疗原发疾病等,如糖尿病足的治疗就涉及创面本身和内分泌代谢、感染控制以及功能重建等。四是占用大量的社会资源与医疗资源。根据我们的初步研究,体表慢性难愈合创面的治疗费用、住院时间与占用的护理成本等均是普通疾病的3倍。五是人们对创伤和创面治疗结果的要求越来越高。希望修复和愈合的创面既没有溃疡发生和瘢痕形成,又达到和损伤以前一样的解剖结构与功能状态,即完美的修复和再生。因此,解决创伤,特别是体表慢性难愈合创面治疗的难题成为医学领域一个值得关注的重要问题,必须加以高度重视。

创伤,特别是创面治疗除了外科处理以外,各种治疗技术、方法、药物和材料的应用对缩短创面愈合时间、提高愈合质量和减轻医疗负担起到了重要的作用。特别是近年来,各种新的技术、方法和材料在临床上的广泛应用,对加快创面愈合速度和提高愈合质量

1

起到了非常重要的作用。与此同时,也应当看到,在一些地方由于医护人员对这些新的治疗技术和方法的基本原理缺乏了解,加之临床使用不规范等,这些新的治疗技术和方法没有取得应有的治疗效果,部分地方对新治疗技术和方法的滥用也给创面治疗带来一些不良后果。为此,部分专家强烈建议对这些新技术和方法在临床上的应用进行规范和指导。经过与本领域著名专家较长时间的酝酿和准备,本着以科学性为基础、以实用性为手段、以提高治疗效果为目标的原则,编著出版一套"创面治疗新技术的研发与转化应用系列丛书",供广大临床医护人员在工作中参考,并由此达到规范临床治疗行为、提高治疗技术和方法或产品的使用效率的目的。为此,本丛书的编写思路归纳起来有以下几方面。

1. **写作目的** 进一步推广经过临床验证,在创面治疗中具有实际临床治疗效果的新技术、新方法和新产品;进一步规范这些新技术、新方法和新产品在临床的应用,以提高治疗效果,减少并发症,降低医疗费用等;丛书定位是一套实用性、教材性和普及性的著作,丛书中介绍的治疗技术和方法主要基于专家共识和临床经验,而并非强制性的治疗标准,故仅供临床使用时参考。

2. **编著方式** 采用总主编负责下的各分册主编负责制。总主编负责丛书的总体规划、内容选择、分册主编遴选、出版,以及申请国家出版基金和重点图书出版规划项目等事项。分册主编负责该分册参编作者遴选、总体规划、写作、组稿和出版事宜。各分册本身是一部独立的专著,所有分册汇总是一套系列丛书。

3. **写作方法** 本丛书基本上采用统一的写作范式(部分分册也可以根据实际情况进行调整),即包括四大部分:第一部分介绍该技术、方法或产品(不涉及具体公司、不涉及具体公司产品,仅仅是对技术、方法或产品发展的介绍)发展的历史;第二部分介绍该技术、方法或产品治疗创面的基本原理;第三部分重点介绍该技术、方法或产品治疗各种创面的实际病例,包括使用方法、典型病例治疗前后照片对比、部分文字介绍,让读者通过这些典型病例,基本了解该技术方法或产品的临床应用等;第四部分介绍该技术、方法或产品临床应用的注意事项(适应证、禁忌证及并发症防治或注意点等)。

此外,丛书还充分利用互联网和信息技术,在正文中印制了二维码,通过扫描二维码可以看到关联的幻灯片、视频、图片等原创数字资源。这些数字资源拓展了文字不易描述的内容,增加了图书的附加价值,使微观事物描述更加形象化,图书内容更加丰富,有利于读者获取更多的知识信息。

科技发展日新月异,各种新的治疗技术、方法与产品不断出现,本丛书选定的治疗技术、方法或产品不一定全面,可能存在局限性与遗漏之处。由于丛书分册比较多,主编处于不同的单位,在写作形式、内容等方面可能存在一些不一致的地方,还望读者提出批评与建议,以利于我们在今后的修订中加以改进,不断完善。

感谢各位分册主编和为本系列丛书做出贡献的各位专家;感谢郑州大学出版社社长张功员和策划编辑李振川以及出版社工作人员为此付出的辛勤劳动;感谢国家出版基金的大力支持。

中国工程院院士
中国人民解放军总医院生命科学院院长
"创面治疗新技术的研发与转化应用系列丛书"总主编
2018 年 **6** 月 **21** 日

前言

近年来,随着工业与交通的飞速发展,加之人口老龄化与生活习惯的改变,我国各种急、慢性创面患者逐年增加。目前,慢性创面患者的高发病率、难愈性、高费用已成为社会保障一大难题。据统计,我国慢性创面患者在住院患者中占 1.5%～3.0%,每年因治疗各种慢性创面而住院的患者为 100 万～150 万人。加上各种急性创伤,全国每年需要进行创面治疗的患者为 1 000 万～2 000 万。医药与医疗技术的发展正是基于人类疾病谱的变化和临床医疗工作的需求,超声波与水动力清创技术在临床的成功应用被视为 20 世纪末以来众多与创面治疗、修复有关的新技术、新理念的代表。由于我们国家目前没有专门针对创面治疗的临床专科,各种急、慢性创面患者分布在烧伤、整形、骨科、血管外科、普外、内分泌、神经内科等众多与创面相关的临床科室进行诊疗,而且二、三级医院医生、护士均有参与的局面,这就造成了不同的等级医院、不同的临床专业参与创面诊疗的医护人员对创面诊断、治疗进展和新技术的了解和掌握上存在较大的差距。

鉴于此,在付小兵院士的倡导和主持下,我们编写了"创面治疗新技术的研发与转化应用系列丛书"第 3 册《超声与水刀清创技术在创面治疗中的应用》一书。全书分为 4 个部分,较为系统地分别介绍了清创术的概念、发展史,临床常用的清创方法、清创设备与清创方法的选择,超声清创和水动力清创系统的原理、适应证和禁忌证、操作方法及典型病例。希望通过较为全面系统地介绍超声清创、水动力清创技术,广大从事创面治疗的各专业医务人员对这两方面技术能有深入的理解,推进这两种适宜技术广泛和正确的应用,提升各种创面临床治疗水平,造福广大急、慢性创面患者。

由于编者的理论水平和临床经验有限,书中难免出现疏漏,还请读者批评、指正。

在此书的编写过程中得到了付小兵院士和郑州大学出版社的悉心指导和支持，在此表示衷心的感谢！

李宗瑜　刘　锐

2018 年 5 月 28 日

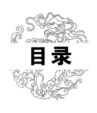

目 录

1 概述

创面(wound surface)修复是一个古老的医学问题,也是一个极其复杂的医学和生物学过程,在医学发展史中,它是影响人类健康及生存的重要病理生理过程之一。临床工作中经常收治一些难愈合(或难治性)创面,如糖尿病性皮肤溃疡创面、放射性创面及战伤、烧伤和术后感染创面等,这主要是因为创伤愈合受许多种因素影响,如年龄、营养、感染、缺氧、局部血液循环障碍等全身性和局部因素。以往为了促进创伤修复,多数采取的主要方法是行外科手术,目的是通过切除少量创面周围坏死和(或)失活组织,用游离皮片植皮或游离皮瓣等方法,早期将创面覆盖或闭合创面,从而加速愈合,但同时可能带来了一些不良反应,如创面面积扩大且易感染,术后植皮坏死或皮瓣坏死等。对于现代医学来说,创面修复再也不仅仅是愈合与否、愈合时间长短的问题,创面愈合后对机体功能、美观的影响也逐渐成为人们关注的重点。目前,随着细胞生物学、分子生物学技术的发展和应用以及多学科间的交叉渗透,再加上现代医学对创面修复机制研究的更加深入,针对创面修复的新的治疗方法和技术手段也逐渐走向临床并得以应用,很多促进创面愈合的新策略和理念被临床接受。

清创(debridement)是创面修复的基础,早期清除失活和(或)坏死组织,为创面愈合创造了条件,合理清创能减少失活组织残留,减少创面细菌定植,为创面床奠定良好的基础。清创术是一项外科基本手术操作,主要是对污染的创面进行清洗,去除坏死和(或)失活组织,使之变为清洁的创面,尽量减少创面污染,达到一期愈合,有助于受伤部位的形态和功能的恢复,在外科领域中有着十分重要的作用。所有的创伤创面都应该及早进行清创手术,因为清创效果的好坏将直接影响后续的治疗效果。目前,随着交通、建筑等事业的迅速发展,各种突发事件所导致各种创伤在我国明显增多,这些创面绝大多数需急诊清创术处理。和平年代如此,而战争期间清创术显得更为重要,因为很可能出现伤员较多、创伤比较复杂的情况,通过清创降低创面感染率,对于降低伤残率和病死率、保存部队的战斗力具有重要意义。

1.1　清创术的概念

外科清创术就是用锐性医疗器械直接切除坏死组织,暴露新鲜组织的过程。外科清创的原则是去除影响愈合的坏死组织、减少对正常组织的损伤,促进组织修复和愈合。一般清创到创面床有健康组织出血为止,但为避免伤及正常组织,也可以保留一些坏死组织留待以后清创。外科清创术的优点是可快捷、迅速地去除坏死或感染组织,缩短愈合时间,但不适合有出血倾向、服用抗凝剂、组织灌注不足、有免疫系统疾病等患者。最常见的清创并发症是出血,疼痛也较为常见。外科清创分为以手术方式清创和保守外科清创两类。手术方式清创较为彻底、迅速,需要在手术室由外科医生执行。保守外科清创是局部剪裁或刮除坏死组织,损伤小,通常需分多次进行。

污染创面应尽早进行清创手术。通常伤后 6 ~ 8 h 以内,污染创面的细菌尚未侵入深部组织,是清创术的黄金时间,可以做到彻底清创。在 24 h 以内尚未出现感染、使用有效抗生素的情况下进行清创术也是有益的。而超过 24 h 的污染创面,已有细菌侵入深部组织,原则上不应实行彻底清创,应简单清除明显坏死的组织和异物,建立畅通的引流,留待二期处理。除时间外,污染程度也是十分重要的因素,如果污染严重,3 ~ 4 h 后即可形成感染。如污染较轻,即使超过 24 h,仍可施行彻底清创。特殊清创,如放射性损伤、烧伤等创面的清创有较多特殊要求。

彻底清创是外科手术治疗急、慢性创面中的第一步,通过彻底切除污染、坏死及感染严重的组织,敞开创面,从而在最短的时间内使创面达到清洁、无污染,有利于创面组织的一期修复。临床上即使一期修复不成功,也可待创面清洁、无分泌物、肉芽生长良好时行二期外科手术。

1.2 清创术的发展简史

清创术最早起源于我国传统医学,是我国外科医学史上的重要发明之一。西汉时期的《五十二病方》中即有手术前先用酒清理创面,以利于创面愈合的记载;晋代医学家葛洪首创用盐水清理创面,外敷蛇衔膏后再进行手术,降低感染概率;至隋唐时代,已形成较为系统的清创缝合理论,并且对缝合创面的材料有了进一步的改进,发明了使用桑皮线缝合肠管和皮肤的方法,取得了良好的治疗效果。现代清创术起源于法国,18世纪末清创术在法国已经普遍使用。1917年协约国战伤治疗原则会议上确定了切除坏死组织、去除异物、创面敞开、不加缝合的战伤创面处理原则。在19世纪,医务人员就已提出清除创面内所有异物,否则创面不能愈合,并且意识到更应该切开深部筋膜组织,扩大创面以方便脓液的排出。这些方法逐渐形成了现代的清创术原则。

现代清创术的概念是指在创伤后早期通过清洗、消毒及手术切除等方法,充分清除坏死和(或)失去生机的组织、血块、异物等有害物质,控制创面出血,尽可能将已经污染的创面变为清洁创面,为创面的早期愈合创造良好的局部条件,尽量使创面一期愈合。在经济腾飞的同时,不少曾经广泛流行的传染病已得到严格有效的控制,但创伤的概率却直线上升,全球每年死于创伤的患者有百万余人,有数千万人遭受各种创伤。创伤在平时易发于交通事故,其危害人群中多数为青壮年,并且致残率高,不仅当时对患者造成痛苦和经济损失,还在伤后复原过程中使患者生活质量下降,对国民经济的影响远远超过其他疾病。如果能够提高处理创伤创面的效率,通过清创术来有效降低其病死率和截肢率,加快创面愈合并且减轻伤者痛苦,就能有效减轻创伤对社会稳定带来的危害。

广义清创术,即对污染的创面进行处理的手术,包含清理创面和处理创面两个部分。清创术历史更久,史书和历史小说多有记载,如《三国演义》中的关云长刮骨疗毒,古人洗净创面后进行包扎也是一种原始的清创术。

而狭义的清创术特指医生进行的清创手术,而且一般指对较为严重的创面的处理,过程比较严谨和复杂。

清创是创面治疗的关键技术之一。近年来,随着创面治疗理念的不断更新及方法的改良,清创技术从原则、定义、类型、方法、革新敷料和工具等方面均取得了进展。

"彻底清创、开放引流"一直是创伤外科处理中遵循的主要原则。但20世纪90年代中期以来,微创理念使清创原则改变为"有限清创、减少损伤",清创的定义也从"彻底清除失去活性或已坏死的组织及异物,直至暴露新鲜组织为止",改变为从清创的作用角度描述其定义,如美国匹兹堡大学 Steed 等,将清创定义为"从创面中去除失活物质、异物和愈合不良的组织"。Thomas 等认为"清创是去除阻碍或延迟创面愈合的坏死组织和(或)失活组织、特殊物质或异物的技术"。英国 O'Brien 将清创解释为"任何一种能够去除那些潜在影响创面愈合物质的方法"。当前对清创原则和定义比较一致的认识是:清创为一种创面处理技术,去除的是影响愈合的失活组织和(或)坏死组织、异物及愈合不良组织,原则是减少对组织的损伤,促进组织修复和愈合。

1.3　临床常用的清创方法

21世纪以来,建筑、交通等事业的快速发展及地质灾害等突发事件的发生,各种创伤病例明显增多,这些开放创面基本上都需要及时进行清创处理。清创术方法有水壶倒水、橡皮球冲洗、使用专用清创设备等,目前,水壶倒水、橡皮球冲洗由于清洗效果不理想已经被淘汰。当前医院使用的清创设备主要包括如下几种:喷液清洗机、水射流清创仪、洗消式清创仪、超声清创仪。喷液清洗机只适合做比较简单的清创术，对复杂的创面达不到理想的清创效果。水射流清创仪清洗液压力需要维持在一定范围内；如果压力小于该范围，很难清洗嵌在创面表面和组织深处的异物和细菌；如果大于该范围，则又容易造成正常组织的损伤，形成新的创伤。洗消式清创仪原理与水射流清创仪原理类似，只是在水射流清创仪的基础上增加了一个臭氧发生器。而超声清创仪由于超声波的独特性质，可无损清理创面，改善局部循环，促进创面愈合。

创面治疗的基础是清创术。传统的清创术主要是通过手术刀切除创面或伤道内肉眼可见坏死组织，操作者常根据组织的颜色（colour）、紧张度（consistency）、收缩性（contractibiliy）、毛细血管出血（capillary bleeding）情况（简称"4C"法）来判断受创组织损伤程度和范围。由于肉眼能力所限，一些复杂交错的创面以及创面内部的坏死组织很难被外科医师直视观察到和彻底清除。因此，创建一些新的辅助方法帮助清创势在必行。近年来，初步建立起了光学识别法、电刺激法等判断组织坏死程度的方法。随着对影响创面愈合的细胞和分子机制认识的深入，以及"创面床"概念的深入，清创的目的成为加速创面愈合或是为了其他措施发挥疗效而采取的系统的处理方法，即创面床准备（wound bed preparation，WBP）的过程。创面床准备定义为通过纠正可能延迟愈合的全身与局部因素，从而促进伤口愈合的方法。创面床准备的概念已经成为创面处理的一种系统方法，创面床准备的 TIME 原则包括组织的处理（tissue，T），感染或炎症反应的控制（infection/inflammation，I），湿性平衡的维持（moisture，M）和促进伤口边缘收缩和上皮形成（edge，E）。清创方法则增加了超声清创、水刀（水动力）清创、蛋白酶学（酶解）清创以及生物性清创（蛆虫疗法）等。高压超声清创是利用超声波的空化效应（cavitation effect），在不损害正常组织的前提下有效去除异物、细菌、真菌及坏死组织，促进组织生长，从而加速创面愈合。

慢性创面在临床上较为常见，多是由创面清创不够彻底，局部组织缺血或感染，创面肉芽老化，创面长期存在而形成的。其治疗方法有很多,但慢性创面愈合非常困难,而且多年的临床实践证明手术清创对于慢性创面只是有效的方法之一。近年来,人们对损伤后组织修复的过程及其可能发生机制、治疗方法等进行了多学科多方面的研究,使得创伤愈合研究进入了一个以现代科学为指导的新阶段。再加上细胞分子生物学的飞速发展、众多高新技术的应用以及多学科之间的相互渗透,使得创伤组织修复与再生研究获得了进一步的发展,目前对于创面修复的基础研究已经深入到了细胞、分子甚至基因水平,针对创面修复的新的治疗方法和技术手段也逐渐走向临床并得以应用,同时也出现了很多促进创面愈合的新策略。

1.3.1　机械性清创

机械性清创(mechanical debridement)又称物理清创(physical debridement)。包括湿-干敷料更换法、水疗法、冲洗法、超声清创、水刀清创、聚糖酐法、负压疗法及手术清创等。机械性清创清除坏死组织比其他方法快,但患者会感到疼痛,清创为非选择性,同时去除坏死组织和有活力的组织。机械性清创通常用于较大的、渗出严重的创面,对于较小的创面润湿痂皮后再清除同样有效。

1.3.1.1　湿-干敷料更换法

湿-干敷料更换法是一种古老的清创方法,是用湿润的盐水纱布敷料覆盖在创面上待其干燥,当纱布敷料被揭除的同时将创面上的异物、炎性物质及坏死组织一并清除,使创面床洁净,逐渐愈合。此种方法创伤小,操作方法简单容易,不会造成大出血或者重要组织结构损伤,可以由护士或由社区卫生服务站的医生来完成,不需要复杂的器械、设备,不失为一种简单、经济、实用的清创方法,适用于严重污染和(或)感染创面。但这种清创方式在更换敷料时会很疼痛、易出血,还会损伤愈合中的肉芽组织及新生上皮细胞,现已不常用。

1.3.1.2　水疗法和冲洗法

水疗法和冲洗法是指用生理盐水或清洗剂以涡流或冲洗方法

清洁创面。创面冲洗或灌洗是指用一些设备提供低、中、高压力的持续或脉冲式液体冲洗或灌洗。低压力冲洗或灌洗效果可能较差，而高压力可能损伤正常有活性的组织。

创面冲洗或灌洗也是一种重要的清创方法，特别是外伤性创伤。常用的冲洗或灌洗方法有高压脉冲冲洗或灌洗、冲洗球抽吸冲洗或灌洗。

脉冲式冲洗或灌洗是水疗法的一种，是指运用加压的、脉冲式液体去冲洗并清洁创面。

高压脉冲冲洗或灌洗是利用高频脉冲的原理，采用蠕动泵形成一定脉冲频率的高速喷射水流，使用大流量、适当压力的喷射水流来冲洗或灌洗创面，以提高清创效果的一种冲洗或灌洗方式。处理大面积创面，先使用高压脉冲进行冲洗或灌洗，通过精密控制脉冲水流的压力，一方面保证清创的效果，同时也保证正常组织不受损伤，可以去除创面异物、渗出物、部分坏死组织。高压脉冲冲洗或灌洗与常规倾倒冲洗方法均可有效的清除手术切口内的残余物质，但高压脉冲冲洗或灌洗可全方位、多角度冲洗手术切口，有效清理常规倾倒冲洗无法触及的死角，彻底的清理手术切口和创面，具有术中冲洗时间短，术后有利于引流液及时引流，减轻手术切口局部炎症反应的作用。

常用的清洗液是清水、生理盐水、过氧化氢及各种含抗生素的溶液。生理盐水是最理想、最经济、最安全的冲洗液，对于有异味、有感染的创面可用过氧化氢溶液冲洗，但冲洗后一定要用生理盐水完全冲洗干净，防止创面的正常细胞受破坏而影响创面的愈合。

清洗液用量的多少，取决于受伤及感染的程度，带有大量细菌的创面，可能需要 1 L 或更多的清洗液。清洗液在无菌条件下可较长时间保存，清创设备中应当储备足够多的清洗液。

清洗用液体压力有一定的范围，研究显示最适宜的冲洗压力为 $4 \sim 15$ psi（磅/平方英寸，$0.3 \sim 1.0$ kg/cm²），小于 4 psi 的压力，则难以冲洗掉嵌在创面表面或组织深处的细菌或异物；大于 15 psi 的压力，又容易损伤创面组织同进又会导致细菌及碎屑被冲入正常组织。清创术本身也是一种创伤,必须认真保护好每一处开放的创面,使活的细胞不接触所有有害的物质。因此,要达到有效清洗,又不损伤组织的目的,需要使用有一定压力、一定流量的无菌液流对创面进行清洗。应控制冲洗的压力,避免伤害到正常组织,冲洗压力过高时细菌或污染物容易被冲入深部组织内引起感染蔓延。

运用冲洗或灌洗法清创时要注意使用个人防护装置,如挂耳护目口罩、防护衣、手套等。

1.3.1.3　超声清创

超声清创(ultrasound debridement)是一种清洗效果确切的创面清洗手段。超声清创术的目的是使污染的创面变成清洁的创面,在细菌感染形成前彻底清除坏死或失活组织、血块、异物等有害物质,控制创面出血,有效引流,为创面愈合创造良好的局部条件,以期防止感染,缩短疗程,并保留最大功能。创面感染率与创面类型相关,而与清创质量关系更密切。清创时如能将坏死或失活组织、异物、细菌彻底清除,就可降低感染率。

超声清创仪的工作原理是通过超声波使液体快速流动产生大量的微小气泡,通过气泡闭合形成瞬间高压,不断地冲击创面,使伤口表面杂质迅速剥落,从而达到清洗的目的。与超声治疗机制相关的两种现象已被确认,声空泡和声微流,通过其空化效应和穿透效应,促进组织愈合、影响细菌生物膜代谢。超声清创的优点是操作简便、无损伤及可清理伤口深层、清洗杀菌、改善局部微循环、促进伤口愈合。

超声清创比常规清创方法能更有效减少急、慢性创面细菌菌落数量。超声清创仪可操控进行高压脉冲液体冲洗,更好地清除创面深层的细菌;还可将超过 90% 的电能转换为特定频率的超声能,通过手柄刀头使超声波的空化效应作用于患处,有效杀死和清除深层细菌。

应用超声清创刀对溃疡创面及周边肌肤进行清洗的过程中能够直接对细菌发挥作用,破坏细胞壁并杀死细菌,可减轻创面感染,加快创面闭合,使创面炎症反应期缩短,有助于保留创面中具有活性的胶原。超声环境下喷射的水流还能够对创面感染病变部位血管发挥扩张作用,增加创面血流量,并有助于氧及营养成分交换,进而可加快细胞修复及新陈代谢速度。

有关超声清创内容详见第 2 部分超声清创。

1.3.1.4 水刀清创

水刀清创又称为水动力清创,是一种新型的外科清创技术,利用高压高速水射流的切割作用和文丘里效应切割、移除坏死软组织,减少伤口中的细菌负荷,同时使用一定压力的无菌生理盐水"冲洗"伤口,由于手柄的角度和刀头的宽度可以根据伤口的性质和形状调节,适应多种急慢性创面(创口)的清创,尤其是感染创面(创口)的清创。

有关水刀(水动力)清创内容详见第 3 部分水刀清创。

1.3.1.5 聚糖酐法

聚糖酐是右旋糖酐的一种高分子衍生物,为直径 0.1~0.3 mm 的不溶于水的球体。它是右旋糖酐通过表氯醇交联的聚合体,这种结构具有很强的亲水性及吸收能力。1 g 的聚糖酐能够吸收高达 4 g 的液体。聚糖酐能吸收渗出液、细菌及其他碎片。但使用较困难,清除过程痛苦。

1.3.1.6 负压疗法

负压疗法在创面治疗中被广泛应用,是利用真空吸引工作原理,对创面进行连续或间断地负压吸引清创过多的创面(伤口)渗出液、分泌物,促进坏死组织液化并排出,同时能够改善局部血液循环,促进细胞迁移,改善创面修复环境,广义上也属于机械(物理)清创的一种。

1.3.1.7 手术清创

手术清创(surgical debridement)是指用外科手术的方式清除坏死组织,这是最快的清创方式,常用于有大量坏死组织的创面或感染创面,清创快而彻底是其优点。但其创伤较大,特别是深度创面,实施手术清创后组织大范围缺损,病情危重、合并症较多者常不能耐受,通常需要全身麻醉,可能损伤有活性的组织,有出血可能。此外,难以正确判断创面上的静止细胞是否已被去除和创面的愈合能力。创面的愈合能力有3种类型:①愈合创面,有充分的血供;②难愈合创面,血供不足;③静止创面,虽有血供和愈合能力,但仍然存在影响创面愈合的因素(如营养状态差、血糖控制不稳定、贫血等)。对于静止创面和难愈合创面手术清创应选择好应用时机。

1.3.2 化学性清创

化学性清创(chemical debridement)是指用一些酶类制剂湿敷创面,包括糜蛋白酶、酯酶,通过肽链内切酶及酯酶的作用使已变性的蛋白质、某些脂质被消化、溶解,从而使脓、血凝块由黏稠变稀,易于排出,故又称蛋白酶学清创或酶解清创(enzymatic autolysis debridement)。由于正常组织可以产生抑制因子,这些酶对未变性的正常组织不产生作用。清创酶是在自溶性清创的基础上发现的,科研人员发现:在封闭的创面渗出物中含有多种酶类及酶的活化因子,如尿激酶、蛋白溶解酶类,可以促进纤维蛋白和坏死组织崩解,加速自溶清创过程。适用于有结痂、痂下积脓、干性坏死组织覆盖的创面。在创面上敷以清创酶,封闭创面,可以产生较好的治疗效果。应用敷料覆盖创面,使创面保持湿润状态,利用机体自己的能力使坏死组织软化、溶解而达到清创的目的。同时,这些敷料可以保留创面渗液(含有生长因子、酶、免疫细胞)来促进创面愈合。典型的化学性清创敷料为藻酸盐敷料。水凝胶敷料、水胶体敷料用于相对较干燥的创面,藻酸盐和纤维素敷料用于相对潮湿的创面。化学性清创操作容易,对组织有选择性而不损伤周围正常皮肤,无痛无创也容易被患者所接受,近年来在各种慢性创面处理中广泛应用。大量坏死组织、感染进展期、有深腔的创面及有严重免疫系统疾病患者的创面为其禁忌。

Classer 于 1940 年首次报道了使用木瓜蛋白酶进行清创的方法,取得较好的治疗效果。后来越来越多的研究者开始探索其他酶类的清创作用。Garrett 于 1969 年报道了使用枯草杆菌酶治疗烧伤创面,并认为保持创面湿润,及早使用酶清创是治疗的关键。随后的研究证明其他酶类也具有类似清创作用,但酶的作用受渗出液中抑制因子的影响,实验室的结果并不说明实际清创能力。其并发症有疼痛、烧灼感、红斑等,一般症状轻微,无须特殊治疗。近年来出现了一些针对慢性创面愈合的新的技术与材料,如创面新型敷料、中草药膏等。创面应用新型敷料促进创面愈合的主要原理:①有利于创面坏死组织和纤维蛋白的溶解;②能创造低氧环境,促进毛细血管生成;③能够促进多种生长因子的释放并上调其活性;④能减轻疼痛与换药时对创面的再次损伤;⑤不增加感染率。国内外各种临床试验研究证明了新型敷料的有效性。祖国医学有几千年的历史,一些中草药膏也逐步被研究并应用于临床。目前酶类药剂价格昂贵,其疗效和安全性有待于进一步证实,限制了其广泛应用,比较适合应用于较小的创面、复杂疑难创面。作为一种非手术的清创方法,适用于不能耐受传统清创手术的患者,作为一种补充治疗手段。

另外,某些中医机构研制的外用疮疡灵、拔毒清创膏、少林疮疡膏、压疮药等类似于化学清创,其共同作用机制均是对失活和(或)坏死组织具有溶解作用,而对正常组织无作用。某些中药复合制剂还兼具止痛、抗菌的作用,在抗生素滥用、细菌广泛耐药的今天不失为一种较好的替代方法,对于某些广谱耐药的创面甚至是唯一的治疗方法。在当前祖国医学复兴的趋势下,应用前景广阔。

1.3.3　生物性清创

生物性清创(bio debridement)(或称生物清创)又称"蛆虫清创(larval debridement)"或蛆虫疗法,指将实验室培养的无菌蛆虫放入创面床中,吞噬坏死组织和(或)失活组织,并分泌抗菌物质,在清洁创面的同时形成有利于创面愈合的酸性环境。适用于坏死组织已软化但难以清除的慢性创面,如使用蛆虫来帮助清除创面的感染及坏死组织。美国人 William S. Baer(威廉·拜尔)被称为现代蛆虫疗法的奠基人,他将蛆虫形象地描述为"活着的抗生素"。他于一战期间认识到蛆虫的治疗作用,并首创在无菌条件下饲养蛆虫的方法,成功用于治疗顽固性骨髓炎。后来由于抗生素时代的到来,蛆虫治疗被停止使用。近年来由于抗生素滥用导致的细菌耐药问题,蛆虫治疗又被重新提起,目前在西方国家每年有数以万例的患者接受蛆虫疗法的治疗。首都医科大学北京潞河教学医院承担的生物课题"蛆分泌物对感染创面的作用机制研究"中对56例患者的临床治疗取得了良好的效果,并对蛆虫能够有效清创的作用机制进行了详细阐述。我国学者王寿宇等开创了活体五谷虫对脊髓截瘫后压疮(也称褥疮)创面生物性清创作用的研究,并取得较好的效果,一定程度上有助于减轻患者的抵触心理。

生物性清创是利用自然界存在的生物的机械作用及其分泌物、提取物进行医学治疗。生物蛆虫清创,主要是利用丝光绿蝇幼虫(蛆)以腐败组织为食物且对有血运的活体组织无任何损伤的特性,将无菌蛆虫用于顽固性溃疡、严重感染肢体、耐药微生物感染创面,从而起到治疗作用。

其可能的作用机制包括:①促进创面渗出。创面上蝇蛆的蠕动不断刺激创面产生浆液性渗出,渗出液可冲洗创面上定植的细菌,后经吸水性敷料吸附,在更换敷料的同时创面细菌被随之清除。②物理治疗。蛆虫蠕动的机械作用刺激促使成纤维细胞(fibroblast,Fb)产生胶原和纤维蛋白沉积,加速肉芽组织生成。健康肉芽组织的生成对减少瘢痕组织形成、提高创面愈合质量起重要作用。③化学治疗。蛆虫产生的胶原酶、胰蛋白酶、糜蛋白酶等能将坏死组织分解,然后进行消化。④蛆虫分泌液。研究表明,蛆虫分泌液对健康组织无损,却能够破坏不健康或异常组织,对金黄色葡萄球菌和铜绿假单胞菌均具有一定的抗菌作用。蛆虫分泌碱性物质,通过改变创面酸碱度抑制局部细菌滋生。蛆虫也能分泌广谱的杀菌物质(胺、苯乙醛),可以杀死金黄色葡萄球菌、链球菌和假单胞菌。此外,在清洁创面的同时还能形成有利于创面愈合的酸性环境。蛆虫清创对于坏死组织难以清除的慢性创面及严重感染的创面十分有效。生物性清创无痛有效,一些不能耐受外科手术的十分虚弱的患者(如生命终末期或多发性外伤)也比较适合应用。但应用不方便,不适合较深创面的窦道,也不太容易被患者接受。

1.3.4 自溶性清创

自溶性清创(autolytic debridement)是在湿性愈合理论指导下产生的新型清创技术,其原理是使用水活性敷料湿敷于伤口,通过软化、水解、自溶过程,去除失活或坏死组织,达到清创目的。常用敷料为水凝胶、水胶体或藻酸盐敷料。这是一种自然的、选择性高的清创方式,它的作用在封闭环境中能得到加强。以往对封闭式敷料缺乏认识,误以为所产生的湿润环境会增加感染。大量临床研究已证明,其与传统敷料相比,使用封闭式敷料治疗创面发生感染的可能性较小。其机制是封闭敷料能相对隔绝外来细菌,增加中性粒细胞的数量,聚集渗液中的抗菌成分,减少闭合创面的坏死组织。与干燥的创面环境相比,保持一个湿润的创面环境能使创面愈合的速度提高50%。非封闭式的干燥创面会产生坚硬的痂皮,导致其下方的胶原基质及创面周围组织干燥。为了促使表皮再生,角质细胞被迫处于痂皮和干燥的基质之下,因为它们只在能提供营养的活性组织上迁移,这个过程需要大量的能量和时间。相反,湿润的创面环境使角质细胞更容易迁移、基质更容易形成,并具有其他使创面容易愈合的条件。此外,湿润的创面环境还能促进自溶性清创过程。在临床上,对于急性创面,应用封闭式敷料创造湿润的创面环境能促进上皮生长,减轻伤口疼痛,减少纤维化,降低感染率,减少瘢痕。对于慢性创面,该方法能促进肉芽组织生长,减轻疼痛,对组织几乎无创伤,无明显不良反应,特别适用于高龄、基础疾病复杂的患者。但清创周期长,自溶过程产生的水分容易浸渍皮肤,需要特殊的皮肤保护措施。不适用于感染性创面及非常深、需要填塞的创面。当有脓性渗出、异常气味、炎症或疼痛加重时须停止使用,否则可能引起创面感染加重或导致败血症。此外,尚有难以评估创面的微环境和控制感染等不足。

1.3.5 联合清创

联合清创（combined debridement）是临床医生在运用各种清创方法的过程中自然选择的结果，指联合使用上述两种或者两种以上的方法处理创面，形成优势互补，从而达到加速清创过程，促进创面愈合，改善治疗效果的目的。如自溶性清创与保守性锐性清创相联合，其关键在于"边溶解边清创"，如先用水凝胶对坏死组织进行自溶性清创，利用水凝胶的作用及创面渗液中酶的作用使坏死组织水化溶解，再用手术器械进行锐器清创将坏死组织与正常组织分离、剪除。联合清创的方法不易损伤正常组织或引起出血及疼痛，而且加快清创过程，有利于创面愈合，对老年压疮可提高其手术耐受性。

清创操作视频　　　　　肛肠清创-1

1.4 清创设备与清创方法的选择

1.4.1 清创设备的选择

设计巧妙的清创设备使清创过程变得简单、舒适、整洁、有序，利于保持清创环境的无菌状态，利于实现快速清创。目前，随着交通运输业、建筑业的发展，车祸伤、高空坠落伤也逐年增多，战争、地震、海啸、火灾等突发性事件时，成批的伤员涌入医院，大量开放创面需要及时清创、快速清创、早期清创以降低创面感染率，降低致残率和病死率。目前临床常用的传统清创方法和设备有生理盐水直接倾倒冲洗、手持橡皮球冲洗器等。使用生理盐水直接倾倒冲洗、手持橡皮球冲洗时,其清创方法单一,冲洗角度及深度无法控制、冲洗压力较小且需大量冲洗液。研究表明清创过程中冲洗液存在最佳冲洗压力范围:当压力小于该范围时,冲洗液难以清洗掉创面表面和组织深处的细菌或异物;冲洗液压力大于该范围时易损伤创面健康组织,容易造成新的损伤。传统直接倾倒冲洗、手持橡皮球冲洗清创过程中压力的可操作性低,冲洗液无法达到最佳冲洗压力。

冲洗清创术有水壶倒水、橡皮球冲洗等方法,但是由于水壶倒水、橡皮球冲洗等传统的清创方法不能达到理想的效果,而且需要大量清洗液,常会导致污水流向地面,影响手术室的整洁,所以在当代医疗中已逐渐被淘汰。目前专用的清创设备成为研究热点,这些清创设备都具有效果好、体积小且操作简单等特点,所以得到了广泛的应用。临床使用的清创设备主要有以下几种。

1.4.1.1 医用喷液清洗机

医用喷液清洗机系统结构如图1.1所示。它有一个可压缩的容器,工作人员通过手动挤压使其中的清洗液喷到创面上进行冲洗。有一个气压源给储水容器传递压力或气体,储水容器瓶颈处还套有一个防溅板,防止液体从背部飞溅。常用的清洗液包括水、生理盐水、聚维酮碘(碘伏)、过氧化氢、乙酸、含氯消毒液等。喷液清洗机的优点是在喷头中间有一圆形中心孔,中心孔的外围有一圈斜切孔使流出的液体呈放射状分散,这样就可获得合适的流柱,并且还具有方向性,有利于创面的有效清洗。医用喷液清洗机改变了以往直接冲倒清洗液的方法,但是因为通过手动操作,喷射溶液压力有限,所以喷液清洗机只适合做简单的清创术,对深层次的创面清创术达不到理想的效果。

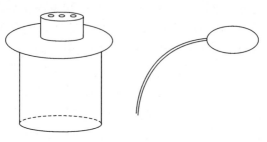

图1.1 医用喷液清洗机系统结构示意

1.4.1.2 水射流清创仪（水动力清创系统）

临床试验证明,在进行清创术时,清洗液压力有一定的范围,压力小于该范围,难以清洗掉嵌在创面表面和组织深处的细菌或异物;压力大于该范围,又容易损伤创面组织,造成新的创伤。因此前述喷液清洗机在很多情况下不能满足要求,要达到有效清洗,又不损伤组织的目的,则需要使用有一定压力、一定流量的液流对创面进行清洗,于是人们研究出了水射流清创仪。

英国 Smith & Nephew 公司推出的 Versajet™ 水射流手术系统（水动力清创系统,以下简称水刀）在清创领域处于世界领先地位,其喷嘴工作示意图如图 1.2 所示。Versajet™ 水射流手术系统使用无菌生理盐水喷射创面,能够快速有效地帮助医生处理外伤和慢性损伤引起的软组织损伤或清除创面表层污染物,并有专门的吸引系统将废液回收。该设备目前应用日趋广泛。

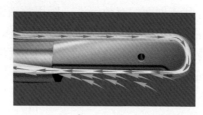

图 1.2 Versajet™ 水射流手术系统构成

另外,在水射流清创技术方面,脉冲水射流清创仪也是清创设备的一个发展方向。因脉冲式冲洗水流有增加期和减压期,使组织在不同的时期得以收缩和舒张,使黏附在组织内的异物、细菌漂浮起来而被冲走,解决了水压对创面造成的损伤问题,而普通的水射流清创仪不完全具备这些特点。研究人员曾对脉冲水流清创法和非脉冲水流清创法进行研究并做了大量实验,结论表明用脉冲法在用抗生素或不用抗生素的情况下,清洗污物及感染创面方面都很有效。

1.4.1.3　洗消式清创仪

这种设备的原理与水射流清创仪相同,但在水射流清创仪的基础上增加了臭氧发生器,采用臭氧发生技术和气水混合技术,实现了高浓度臭氧的即时制备,利用臭氧的杀菌消毒功能对创面进行清洗,同时完成冲洗消毒工作。洗消式清创仪除了加入臭氧发生系统外,还可以加入麻醉剂等,这种情况下,清创仪抛弃传统用针管注射麻醉药的方法,采用喷嘴注入麻药浸润创面进行局部麻醉。洗消式清创仪可以同时完成冲洗和消毒处理,取代了临床烦琐的清洗和消毒步骤,可应用于烧伤科、急诊创伤科、普通外科、肛肠科、妇科、皮肤科等。

1.4.1.4　超声清创仪

超声清创仪(图1.3)的工作原理是,由超声波发生器发出高频振荡信号,通过换能器转换成高频机械振荡而传播到清洗溶液中,超声波在清洗液中疏密相间地向前辐射,使液体流动而产生数以万计的微小气泡,这些小气泡在超声波纵向传播成的负压区迅速长大,而在正压区又突然闭合,在空化效应的

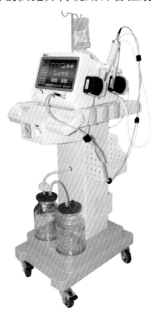

图1.3　超声清创仪

过程中气泡闭合形成瞬间高压,连续不断产生的瞬间高压不断地冲击创面表面,使创面表面杂物迅速剥落,从而达到清洗的目的。

超声换能器中间是一层具有一定厚度的不锈钢板,换能头固定在这一层钢板下。超声清创仪工作时,超声发生源产生一定频率和电压的交流电信号,带动换能头和不锈钢板一起做高频振动。当钢板向上振动时,将水向上推开;当钢板向下振动时,水跟不上钢板的振动速度,在水和钢板之间会形成一个空隙。这样反复振动就会形成许多气泡,这种现象称为空化效应。空化气泡顺着振动方向向水中传播,撞击到物体表面产生撞击力,从而清洗创面中的杂质、异物,使创面变得清洁。

超声清创仪的优点是操作简便,可无损伤清理创面,深层清洗杀菌,改善局部微循环,从而促进创面愈合。但是,超声清创仪局限于对烧伤、手足表浅创伤及溃疡的处理,而且在进行清创术时,需要将创面浸泡于清洗液中,所以很多情况下使用很不方便,且对头、胸、腹、腹股沟和大腿等部位均不适用。从仪器本身角度讲,超声清创仪也具有噪声大、换能器易坏的缺点。

1.4.1.5 清创手术台或手术车

最简单的清创手术台即清创桌,是木制的方桌或长方形桌子,中间带可拆卸的盖板,下方可接回收废液的垃圾桶,常用于手外科清创或者小腿、足部的清创。清创手术车的使用改变了以往清创时,冲洗液喷溅地面,污染手术区及手术室环境的情况。在进行清创术时,需要大量的清洗液,如果没有一个手术平台或者手术平台不合理,清洗创面时易致大量溶液喷溅满地,极易污染手术区及手术床周围的环境。为了改善这种状况,研究人员研制出了多种外伤清创手术台或清创手术车。图1.4为一种典型的清创手术台。清创手术台由不锈钢材料制作,它由可升降、移动的带漏斗台架、孔隔板及台盖板构成。台架底部装有带刹车的万向轮,可方便移动和手术时固定,台架两侧的拉升杆有升降孔,可根据手术台的高低调节高度。对头部外伤患者实施清创时,将患者颈部垂至床头边缘,清创手术台置于头部下方;对上、下肢外伤患者实施清创时,将患者肢体置于清创手术台上方,按要求依次使用消毒液进行冲洗,清洗后的污水流入收水桶内,操作十分方便,避免了清洗液喷溅、地面严重污染的现象,保持了手术区清洁。

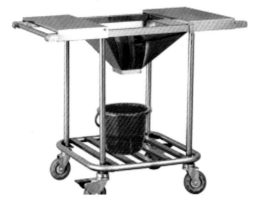

图1.4　一种典型的清创手术台

1.4.2　清创方法的选择

　　选择恰当的清创方法需根据患者的适应证、耐受性及其主观意愿、清创方法的优缺点及其作用特点综合考虑。Stephen 等和 Anderson 认为,每种清创方法都有其优缺点、适应证和操作风险。建议使用联合清创,以确保安全有效,减少操作风险和并发症。有研究认为,化学性清创联合保守性锐器清创可加速清创过程,降低操作风险,有利于创面愈合;熟练掌握清创技术流程是降低风险的重要前提,清创前全面评估患者,了解患者及家属的意愿,向其说明清创方法的益处和风险,让患者和家属参与决定选择哪种方法,并获得患者或家属的同意签字后再实施,也是安全、有效实施清创不可缺少的环节。

（李宗瑜　刘　锐）

2 超声清创

创面的修复过程是复杂而且多阶段的,它主要涉及一系列连续又有交错的细胞及生化反应。急、慢性软组织损伤可引起炎症反应,并伴随着软组织的一系列增殖过程(血管的发生,肉芽组织的生成及填充,上皮组织的再生),以及软组织重塑等生理过程,才能达到功能的重建及形态的恢复。随着现代科学对创面愈合研究的不断深入和进步,我们对软组织损伤修复过程中的生理学及其病理生理学过程有了更深层次的理解。为了加快急、慢性创面的愈合,提高组织修复的程度,广大医学科研和临床工作者进行了诸多的治疗技术革新并开始应用于临床。20世纪80年代以来,国内外已有研制和应用超声清创仪的报道,目前该技术在欧洲及美国已普遍用于治疗慢性溃疡性创面和急性污染创面的清洗,被认为是一种理想的创面处理方法,可代替传统的锐性清创术,用以处理复杂的创面。

超声清创具有清创快速、保护正常组织、高效除菌、为创面愈合创造良好条件的优势,有助于创面的愈合,用水量少,可降低工作强度,降低手术清创的难度,减轻患者痛苦,患者容易接受,是治疗创面、为二期手术(如植皮术)等做好积极准备的一种简便、安全、有效的物理清创方法。

超声清创主要采用低频、高能超声波加载射流技术,利用超声波产生的空化效应以及微射流等力学效应,有效去除坏死组织,杀灭细菌;结合高压脉冲冲洗,使用大流量、适当压力的喷射水流冲洗创面,适用于面积较大,污染较严重的创面;利用负压吸引快速回收清洗废液,防止创面二次污染,达到高效清创的目的。以超声清创为主的多功能清创仪操作简单便捷,使用方便,不受安装限制,可移动至床旁或其他环境进行治疗(图2.1)。

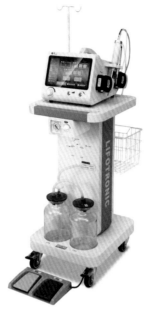

图 2.1 多功能清创仪

将超声波应用到创面的清洗,主要是因为超声波在液体中传播会产生空化效应,使水流雾化,从而去除创面异物,杀灭细菌,达到治疗效果。超声波空化作用是指液体中的微小气泡,在超声波的作用下产生振动,当声压达到一定值时,就会发生生长和崩溃的动力学过程。超声清创有助于受伤部位的形态和功能的恢复,在外科领域有着十分重要的作用。

2.1 超声清创的历史背景

20 世纪 60 年代,人们发现了一定频率范围内的超声波作用于液体介质可以起到清洗的作用。经过不断研究,超声清洗逐渐应用于各行各业。在超声清洗中起到主要作用的是超声空化效应,超声清创仪主要是利用此效应来雾化水流,利用雾化的水来清洗创面。这个独特的机制可以破坏细菌细胞,将坏死的创面组织、增生角质及病菌选择性高效清除,从而达到创面更好愈合的目的,同时还能减轻所清洗创面的疼痛感。

临床常用的传统清洗方法是水壶倒水、橡皮球冲洗及活塞式冲洗,缺点是压力低、流量小,有些细菌及异物不能全部被冲出。针对传统冲洗法的种种问题,国内外对传统清洗机进行了大量研究及改进工作,并研制出多种清洗机。

国外清洗机主要有以下 5 种。

(1)喷液分散型清洗机 它有一个可压缩的容器,通过医务人员手动挤压使其中的溶液喷到创面上进行冲洗。

(2)骨关节专用型清洗机 该装置有冲洗管道和回吸管道,可同时对创面进行清洗和废液回吸。

(3)防感染型清洗机 该清洗装置包括一个柔软并且透明的塑性膜套,喷射到创面处的清洗液可为气体或气液混合物。该装置使得患者和操作者之间的感染减少到最低。

(4)防护、麻醉型清洗机 其特点是除了具备清洗、回吸功能外,还具有麻醉功能,采用喷头注入麻药浸润创面进行局部麻醉。

(5)脉冲清洗机 用脉冲法在清洗污物及感染创面方面都很有效。

国内的清洗机主要是脉冲振波清洗机。该清洗机产生脉冲振荡波对创面进行清洗。其清洗效率较传统方法明显提高。脉冲频率 40 次/min,由于清洗压力周期性变化,使隐藏在组织内的异物、细菌漂浮更容易被冲走,清除效率高。

以上各种清洗机在创面的清洗、废液的回收方面,各有优缺点。如果能将各种清洗机的优势集于一身,不但实现了清洗、回吸,而且在防护、局部麻醉、体积、电源使用、清洗液温度控制等方面多加考虑,对创面的处理会更加全面。利用脉冲式冲洗,细菌或异物快速与组织脱离,清洗较为彻底,脉冲清洗也是清洗机未来的发展方向。超声波清洗机就是利用更高的脉冲频率对创面进行清洗。

2.2 超声清创的研究与最新进展

2.2.1 超声清创的研究

将超声波应用于创面清洗的研究已经有 50 多年的历史。超声波是一种机械波,清洗创面过程中通过清洗液体作用于创面,具有无创、无污染的特点;超声冲洗所需的冲洗压力远远低于高压冲洗的压力,对正常组织损害很轻,不会破坏机体自身的防御机制。超声波的空化效应,能有效地清除坏死组织,并可杀菌、改善局部微循环及促进创面愈合,大大降低了创面感染的概率。有研究称,超声波用于处理溃疡类创面时较普通创面效果可以提高将近 40%。

尽管国际上超声波应用于创面清洗的研究历史较长,但超声波创面清洗机却罕见有厂家生产。国外仅有德国西塞尔(Soering)公司进行超声波创面清洗机的生产,北京西塞尔代理此项产品在国内的销售。国内 20 世纪 70 年代始已经有关于进行超声波创面清洗生物学机制研究的文献,但论文并未对其使用的超声波创面清洗机进行介绍。访问部分医生和医疗机生产厂商,发现生产和使用创面清洗机的案例很少,其中没有超声波创面清洗机的案例,关于创面清洗机的人机工程学研究尚是空白。现在数量众多的超声波医疗设备多是检测设备、理疗设备、美容美体设备、医疗设备清洗机等类型,其中保健和美容美体类超声设备占很大一部分。可见超声产品的奇特作用已经逐渐被人们所接受,超声清创设备具有广阔的市场空间。

由于超声清洗具有方便、快捷、无死角等特点,因此临床上将超声技术与清创技术相结合,应用于被污染创面的清洗。超声波在液体介质传播时会发生空化效应,使创面中的细菌直接被分散灭活,并且将创面异物冲击离开创面组织,可快速有效地对创面进行清创手术处理,从而提高创面的愈合效果,加快受伤部位组织的形态及功能的恢复,避免引起二次感染导致组织溃烂。除了一般创面清创以外,超声清创技术还常用于老年人慢性难愈合创面、大面积烧伤清洗、糖尿病足溃疡及骨髓炎、口腔相关疾病以及日常清洗,有着相当显著的治疗效果。

研究表明,超声清创对创伤表面的修复功能通过以下 4 个方面实现:①机械作用,超声波具有的辐射压力场可以清理创面,穿透力强,对深部创面的清理效果极佳,并且能够按摩创面周围组织,促进血液循环;②杀菌作用,超声波可以促进肥大细胞、白细胞、巨噬细胞在创伤部位聚集,引发局部组织速发型过敏反应,并提高半透膜的渗透作用,使相应药物更易进入细菌体内,从而裂解细菌;③调节作用,创面组织局部 pH 值通常因感染呈酸性而影响愈合效果,在超声波作用下产生效应使创面组织偏向碱性,促进愈合;④促进作用,超声波经过创面组织细胞时会促进细胞内部的蛋白型胶原卵白分泌以及成纤维细胞增殖,提高创面局部修复过程的速度。

2.2.2　超声清创的最新进展

国外有许多机构对超声清创仪进行了研究,并申请了专利。比较出名的公司或机构是德国的 SÖRING 公司,它研制的 SONOCA-180 超声清创仪如图 2.2 所示。该机独特的优点是利用一般软组织和坏死组织之间抗张强度的差别,考虑到正常组织和坏死组织之间抗张强度的差异,只造成坏死组织的细胞膜破裂,去除坏死组织以及创面表面的污物,而对正常组织以及新生组织不会产生损伤,达到超声波无痛清创的目的。由压电陶瓷片产生的超声波其频率范围为 20 ~ 80 kHz,通过变幅杆聚焦,使变幅杆前端加载的水流因超声波空化效应造成雾化流体由杆中心口喷射出,利用变幅杆聚焦超声波,清洗液体从变幅杆旁出液管流出。超声清洗手柄的喷嘴具有多种形状,如滴水状、斜面状。使用时将超声手柄与需要清洗的组织接触,在组织上缓慢地移动清洗手柄头,治疗手柄可拆卸下高温消毒。该机包括 2 个变幅清洗杆,用超声喷头反复冲洗感染创伤部位,可有效去除创面的细菌、病毒、真菌等,适用于需反复清创的慢性糖尿病创面、溃疡、烧伤以及感染创面的治疗。俄罗斯军事医学相关部门已将该机应用于清洗难愈创面治疗和战伤伤员创面的清洗。在国内该款超声清创仪叫作 SONOCA-180 超声清创治疗仪。日本 Miwatec 株式会社推出的 SONOPET 超声吸引器,在冲洗的基础上添加清洗废液吸引回收功能,并且可以对骨骼进行细微的磨削,应用于美容手术,同时也可以应用于创面或创面处理。以色列 Healfus 有限公司也对超声清创仪进行了研究和开发,推出适合于创伤外科、普通外科、泌尿外科、皮肤科和整形外科用的变幅冲洗杆。

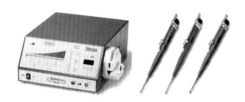

图 2.2　德国 SONOCA-180 超声清创仪和手柄

国内研究超声清创的人不是很多,陆军军医大学野战外科研究所研制出了一款超声清创仪——UWI-Ⅱ型超声清创仪。该机型与 SONOCA-180 类似,具有明显杀菌无创等特点。普门(CareMaster)多功能超声清创仪(图 2.3)具有触摸屏导航式操作,简单易懂,使用超声动态实时扫描技术,保证持续超声清创效果。

市场上有以下几种仪器。

(1)UAW 系统　UAW 系统(SONOCA 超声清创仪,Soring 有限公司,德国)也是由超声波发生器、手柄工作端和供水系统 3 个基本部分组成,其工作频率为 25 kHz,工作端可产生 35~40 W/cm^2 的超声能量作用,可以产生较强的超声空化效应,主要用于感染创面的清创。一般 1 cm^2 作用时间为 15~30 s。其工作端探头有马蹄形、球形、双球形和铲形,适于不同形态部位的清创。

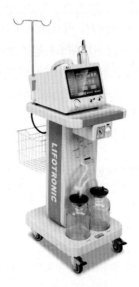

图 2.3　普门(CareMaster)多功
能超声清创仪

（2）MIST 超声治疗仪　MIST 超声治疗仪由美国 Celleration 公
司开发(已经获得 FDA 认证)，通过低频超声波使生理盐水雾化并
作用到感染创面，起到清创和清除细菌的作用来进行创面的治疗。
MIST 超声创面治疗系统是一种低频非接触性超声治疗仪，换能器
手柄尖端由钛合金制成，进行频率为 40 kHz 的纵向的机械运动，进
行声压输出。换能器尖端的振幅频率为 25 kHz，声强 1.25 W/cm^2。
在治疗的过程中，距离越近局部创面接受的声强越大，距离越远声
强越小。创面接受的声强一般为 0.1～0.5 W/cm^2。该治疗仪通过
超声作用于水流(通常为生理盐水)，产生雾状射流，探头喷出的生
理盐水就作为耦合剂将超声波的能量由探头传递到创面，清除坏死
组织及渗出的纤维蛋白，同时清除黏附的细菌生物膜。超声探头在
治疗中采取非接触的方式进行(探头与创面的距离通常保持在 5～
15 mm)，是一种低能量的超声清创仪，主要用于浅表感染慢性创面

的治疗。因为是低能量非接触方式的超声清创治疗,因此其作用时间通常较长,一般为 4 min,有时可达 20 min。在操作的过程中,需要将探头左右前后摆动。作用到组织上的能量与探头和创面之间的距离相关,当探头的喷射范围从 12.5 mm 增加到 20 mm 时,作用到局部组织的声强会由 429 mW/cm^2 减少到 188 mW/cm^2。

（3）Qoustic 创面治疗系统　Qoustic 创面治疗系统（Qoustic wound therapy system™,QWTS）也是一种通过低频（35 kHz）超声清创来促进创面愈合的仪器。通过联合锐性清创和超声持续冲洗方法,同时向创面施加超声波辐照,发挥空化效应和刺激效应。其用途包括:可对硬性或柔软的组织进行选择性和非选择性切除,对于烧伤创面,各种急、慢性创面进行清创,能够切除失活和（或）坏死组织、结痂、纤维蛋白、组织分泌物以及细菌生物膜,同时还能对创伤部位进行冲洗,在清创的过程中可以采用接触方式和非接触方式,能够为植皮或者植骨提供清洁健康的创面。

（4）Genera 超声清创仪　Genera 超声清创仪（Genera UDD）工作频率 26 kHz,工作端频率 40 kHz,也是通过接触和非接触的方式进行慢性感染创面的清创,工作原理同样是空化效应和声流效应（acoustic streaming）,可以清除坏死组织、细菌生物膜,针对不同情况下病灶有多种探头可供选择。如选用锯齿形的探头还可以实现小量的坏死骨切除。Carmo M 采用 Genera UDD 成功实现了下肢假体血管周围感染的清创,取得了较好的疗效。

（5）UWI 超声清创仪　UWI 超声清创仪（海威牌）由陆军军医大学创伤研究所研制,UWI-Ⅰ\UWI-Ⅱ\UWI-E 三种型号,其工作频率为 30～50 kHz（40 kHz ±10 kHz）,超声变幅杆中心有水流通道,超声波发生器发生的超声波作用于变幅杆上,使得水流雾化喷出,作用于创面,利用超声波的空化效应将能量作用于创面,起到清除细菌生物膜、坏死组织的作用。该治疗仪可以清除包括组织浅层和深层的细菌（95%）,对于坏死组织及分泌物也有清除作用。另外,低频超声还可以改善局部组织循环,促进创面愈合。其基本的作用机制与 MIST 系统相似,在糖尿病足、静脉性溃疡和烧伤创面治疗方面都取得了良好的疗效。

（6）Sonimed 超声清创刀　Sonimed 超声清创刀（北京速迈），工作频率40 kHz，根据创面的特点可选用不同刀头（楔形、球形、柱形、圆形和矩形），通过接触和非接触的方式进行各种慢性顽固创面的清创治疗，取得了较好的效果。

低频超声在清创方面的主要优势：①超声波具有较短的波长，在传播的过程中具有较好的方向性，从而保证在治疗应用中接受辐照范围的可控性。即超声波通过空化效应来实现能量的释放而发挥清洁作用时其作用范围可控，不会波及过多的周围健康组织；②超声具有一定的穿透性，能够通过较狭窄和不规则的裂隙，对于较为隐蔽的部位也可达到；③超声的穿透性有助于抗菌剂通过细菌细胞膜、通过软组织、透过生物膜转移，增加了抗菌剂与其作用对象之间的作用机会，使抗菌剂更好地发挥作用。

2.3　超声清创的机制

超声清创仪可以对深孔、盲孔、凹槽进行有效清洗，在工业、国防以及生物医学领域应用广泛。其工作原理是由超声波发生器发出高频振荡信号，然后通过换能器将高频振荡信号转换成高频机械振荡而传播到清洗溶液中。超声波在清洗液中辐射传播，会连续产生瞬间高压，对创面的表面进行冲击，患者创面表面的污物迅速脱落，以达到清洗的目的。

2.3.1　超声清创对创面的作用

（1）清创　超声波具有清理创面的物理作用，尤其对深部创面的清理效果甚佳。通过高压脉冲冲洗初步清除坏死组织、异物、渗出液等，超声清创的空化效应和碎裂效应进一步清除异物及坏死组织。

（2）消毒　超声波可以促进创面局部肥大细胞的去颗粒过程，诱发肥大细胞内组胺释放。组胺会吸引血液中的中性粒细胞及单核细胞向创面聚集,引发炎症反应,起到杀细菌,杀病毒及杀真菌作用。高压冲洗可以冲掉创面部分细菌,超声清创的空化效应和碎裂效应可以杀灭部分细菌,负压吸引收集创面渗出液和冲洗液,破坏细菌赖以生存的富含营养的环境。

（3）调节 pH 值　　通常由于感染的存在,创面局部的 pH 值明显偏酸,影响其愈合。超声清创仪采用生理盐水产生雾化作用。雾化的生理盐水可以调节创面局部的 pH 值于接近中性,利于创面愈合。

（4）修复创面　　超声波能够促进成纤维细胞内胶原蛋白的释放,提高创面局部的表面张力。超声波还能促进创面局部的微循环,有效加速创面的修复过程。

（5）回收清创液和渗出液　　负压吸引功能可及时收集创面清洗液,配合高压冲洗和超声清创,达到全方位创面清洁的作用,可有效防止创面二次污染。

超声清创能够有效、快速去除创面的异物,杀菌消毒,只造成坏死组织细胞膜的破裂,对正常组织没有损伤,具有无痛清创的效果,可以促进创面的愈合。超声清创治疗仪在治疗各类外伤、手术伤、感染创面、烧伤创面、化脓性创面等方面具有良好的应用前景。

2.3.2　超声波的效应

超声波是振动频率大于 20 kHz 的机械波,人在自然环境下无法听到和感知。超声波在医疗领域最早是用于诊断,20 世纪 80 年代开始广泛应用于口腔科洁牙,超声洁牙实际上已经是一种超声清创。90 年代以后应用范围逐渐扩展。利用超声波进行清创作为一种新的清创方法,与传统的清创术相比较具有微创、无痛、出血少、同时有杀菌功能等特点。利用超声进行外科清创是超声技术在医学上继超声成像技术之后在医疗领域的一项重大应用,其原理主要基于超声波的三大效应:碎裂效应、空化效应、止血效应。

（1）碎裂效应　　指超声波可以引起生物组织的剧烈震荡从而发生破碎,从周围组织中分离。超声波的振幅越大,切割作用越强。

根据这一特点一般用于切割较硬的组织,如骨骼、筋膜组织。

(2)空化效应 超声清创的主要原理是空化效应,即超声波使流经清创刀头的生理盐水中生成大量气泡,这些气泡内外的声压差达数千巴[压强单位,1巴(bar)=10^5 Pa(100 kPa)],大量气泡爆裂使周围的组织乳化成乳胶体。液体中加载超声后,原来存在于液体中的微气泡(空化核)将在声场的作用下振动。当声压达到一定值时,一部分气泡在负压期迅速长大,在正压期又突然闭合,产生高达数千大气压的冲击压力和局部高温,这就是空化效应。气泡崩溃时产生的冲击压力能够击碎不溶性污物而使它们散落到清洗液中。冲击压力还可以驱使清洗液中的磨料粒子以极高的速度撞击物体表面,使表面的污物被侵蚀而脱落。冲击压力的第3种作用是使物体表面的油污迅速分散而乳化。气泡崩溃引起的温度上升会产生微热作用,而气泡振动引起的微冲流又具有搅拌作用,这两种作用都能够促进清洗液中的化学成分与污物的反应。微冲流的另一种作用是对物体表面进行冲洗。振动的气泡本身也可以对工件进行擦洗。而钻入污物缝隙中的气泡,则会因不断地振动而将污物撬落。除了空化效应外,对清洗起作用的还有辐射压和声流。辐射压是大振幅声波在介质中传播时,对阻挡的物体产生的压力。声流则是由于声场的存在而引起的介质的流动。这两者都能够起到搅拌作用。由于空化效应依赖于组织的含水量,炎性组织、血块、脓性渗出的变性组织因含水量增加而易于被清除,正常组织则不会受到损伤。

(3)止血效应 属于生理化学效应,在超声波的作用下,生物组织脱水,生成氧,导致微血管收缩,起到止血作用。

超声波本身具有的能量、超声波使目标周边液体媒介流动的能量以及超声空化效应产生的气泡溃灭时释放出的能量都属于超声波能量,均由超声波源提供。声波在只有体积弹性没有剪切弹性的液体传声媒介中只能以纵波形式传播,因此媒介分子在超声波源的能量作用下,沿着声波传播的方向以各自的平衡位置为中心,做往复简谐运动,从而形成稠密和稀疏依次交替的运动过程。在稠密过程中,液体媒介分子间的平均距离减小;而在稀疏过程中,液体媒介分子间的平均距离增大。为了得到破坏液体结构完整性的空腔,使得媒介分子间的平均距离超过所能到达极限值,通常通过提高超声波源能量强度,使液体媒介受到的负压力达到需求,这时液体中的气态分子会进入空腔形成空化气泡,这些气泡在负声压区域内会一直增长;在相继而来的稠密过程内,这些气泡又将被压缩。如此往复,其最终结果是一部分空化气泡将进入持续振荡,而另一部分空化气泡则会完全崩溃,其过程如图2.4所示。空化气泡最终崩溃将产生相当于数千大气压的冲击压力和局部高温,这是超声空化效应被应用到超声清洗的主要机制。

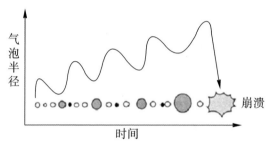

图2.4 气泡增长示意

超声波因为其频率高、波长短,所以具有穿透力强的特点,对极小细缝或复杂结构体的清洗效果十分显著,污垢会被气泡受压溃灭时所产生的强大而有效的冲击力打散,可以增强清洗液的洗净效果。除了空化效应外,对清洗效率起提高作用的,还有包括高强度声波施加在阻挡物体上,产生的沿声传播方向的辐射压力以及声场引起的介质湍流。超声清洗是特别有效的,因为它通过冲击波和射流的形成,伴随着空化气泡溃灭冲击来剥离和去除清洗物体表面的污染物、无机污垢和微生物(图2.5)。这种类型的清洗可以深入物体表面的缝隙和孔洞。

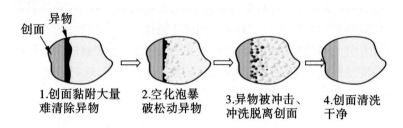

图2.5 超声清洗创面示意

超声波频率越低,在液体中产生空化越容易。也就是说,要引起空化,频率愈高,所需要的声强愈大。例如:要在水中产生空化,超声波频率在400 kHz时所需要的功率要比在10 kHz时大10倍,即空化是随着频率的升高而降低的。超声清创采用的频率范围一般为20~40 kHz,25 kHz效果明显优于40 kHz(图2.6)。

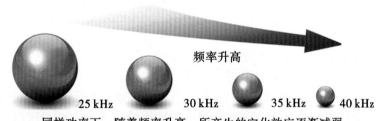

图2.6 超声频率

超声清创是多功能清创仪的最主要功能。通过利用超声波的空化效应和碎裂效应,有效去除坏死组织,杀灭细菌。超声波发生器产生的电能通过治疗手柄中集成的高精度压电陶瓷片转换为超声频率的机械振动。后者通过特制的钛合金手柄放大,手柄喷射液体接触人体创面时产生空化效应,即微小气泡周期性内爆,瞬间可产生高达几十兆帕甚至上百兆帕的压力,形成高速微射流,这种微射流具有高效深层穿透杀菌和清除创面坏死组织的特性。空化效应一般包括3个阶段(图2.7):①空化泡的形成;②空化泡长大;③空化泡剧烈的破裂(崩溃)。具有一定振动加速度的超声波由声辐射头传递至生物组织时,会引起生物组织的弹性振动,直接导致细菌和坏死组织的破裂、脱落,产生碎裂效应(图2.8)。富含胶原蛋白的人体组织如神经、血管、结缔组织等不吸收该频率超声,从而不会被损伤。

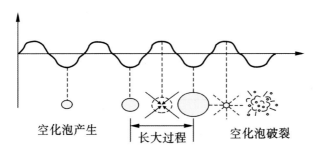

图2.7　超声空化效应3个阶段

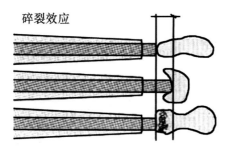

图2.8　破裂效应

超声清洗的主要特点:①速度快、质量高。超声清洗一般只需5~10 min,与其他清洗方法的洗净效果对比如表2.1所示。由表中可见,超声的清洗效果是其他方法无法相比的。②不受清洗件表面复杂形状的限制,凡是清洗液能浸到、空化能产生的地方都有清洗作用。③用超声清洗可以降低清洗剂的浓度,因而能减少污染,降低成本和改善劳动条件。根据这个原理,可以降低创面清洗液的浓度,减少对创伤组织的损害。

表2.1 超声清洗与传统清洗的对比

清洗方法	剩余残留物/%
吹风洗	86
浸洗	70
蒸汽洗	65
刷洗	8
超声清洗	0~0.5

2.4 超声清创的适应证和禁忌证

2.4.1 超声清创的适应证

移动式清创仪适用于病房、换药室、手术室、急诊科等相对固定的地方。便携式清创仪除上述使用场合外,还适合野外战场和灾难现场急救、救护车和家庭等使用。适用范围包括:①各类外伤性创面,感染创面,如新鲜污染的开放性创面、烧伤创面、开放性骨折、化脓性创面、创面脂肪液化等;②慢性难愈合创面,如糖尿病足溃疡、压疮、血管性溃疡、创伤性溃疡、窦道、瘘管等;③适用于战伤、灾难的救治,如枪伤、爆炸伤、复合伤创面等;④面部痤疮病灶清洗。

2.4.2 超声清创的禁忌证

孕妇腹部、血友病患者、头部和眼部手术患者、装有电力驱动装置如心脏起搏器等的患者。

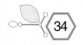

2.5 超声清创的临床操作

超声清创仪主要由3部分组成:超声波电源、超声换能器和超声清洗槽。超声波电源的作用是向换能器提供超声频电能。换能器将电能转换为机械振动即声能。清洗槽则是盛放清洗液和被清洗工件的。清洗槽通常用不锈钢板制成,换能器一般安装在清洗槽底或槽的侧壁或密闭的不锈钢匣里。超声波创面清洗机则是采用非浸入式方式,变幅杆喷出雾化清洗液进行创面清洗,具有避免感染、应用范围广、操作简单的优点。

超声清创仪主要包括超声电源和超声治疗手柄两部分,超声电源的作用是把低频的交流信号转换成与超声治疗手柄相匹配的高频交流信号,超声治疗手柄的作用是把高频电能转换为机械能,将水流雾化,清洗创伤性创面。

临床操作(图2.9):①超声清创刀头离创面0.1 cm以内,也可以接触创面,但每个清洗点停留时间不宜超过2 s;②每次清创以创面清洗干净为宜;③建议每1~2 d治疗1次,医生可根据创面的情况决定治疗次数;④高压冲洗,适合大面积污染创面的前期处理;⑤负压吸引,主要用于配合清创时产生的废液的清除,也可单独作为负压吸引设备使用。

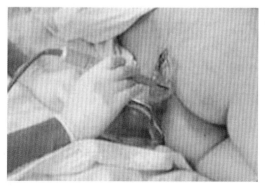

图2.9 使用超声清创仪进行压疮清创

溃疡清创-1　　　　溃疡清创-2

糖尿病足清创-1　　　糖尿病足清创-2

2.6　超声清创的注意事项和主要参数

2.6.1　超声清创的注意事项

超声清创的注意事项：①超声清创刀头为高强度钛合金，消毒后可以重复使用。②每位清创患者必须更换一个刀头。③清创刀头建议批量配置(40~60个)，批量高温灭菌消毒。④超声清创液路一般无须消毒，外置液路装置可高温灭菌或浸泡消毒。⑤超声手柄一般无须消毒，外部夹套防污染保护套，必要情况下使用高压蒸汽灭菌完毕后，须在室温下冷却10~15 min，待全部冷却，且与主机连接的接头干燥后方可使用。

2.6.2　超声清创的主要参数

由于超声清洗的主要机制是空化作用，所以要达到良好的清洗效果，必须选择适当的参数。另外，清洗液的物理化学性质也对清洗效果有影响。超声清洗的主要参数有：①声强，声强是单位时间里通过单位面积的声能。②频率，频率越高则空化阈越高。③声场分布,为使清洗效果均匀,清洗液中的声场应当是一个混响场。④温度,温度升高时,液体的表面张力系数和黏滞系数会下降,使空化易于产生,对每一种清洗液存在一个最佳温度。水的最佳温度为40~60 ℃。

2.7　超声清创的效果评价

超声是频率高于20 kHz的声波,其效应包括声孔效应、空化效应、热能效应及稳定性、流动性和持续的对所暴露的物体表面的机械作用。声孔效应能使细胞膜暂时开放,细胞外的大分子进入细胞时,被细胞捕获。声孔效应能促进细胞对药物的吸收,但是如果超声强度过高,就会使细胞膜产生无法修复的孔洞,造成细胞的死亡。有权威研究结果显示,一定量的超声波可以加速创面的恢复,超声对静脉曲张溃疡部位的疗效令人鼓舞。

有实验证实,低强度超声波冲洗对细菌的清除效果明显,对组织损伤轻,且对创面愈合有一定的促进作用,这主要取决于超声波的空化效应和热效应。对细菌的清除是通过超声波的空化效应来实现的,亦即当一个大气压(101 kPa,1标准大气压 = 0.1 MPa = 101 kPa)以上的超声声压作用于冲洗液时,在液体中产生空洞,溶入液体的气体进入空洞产生许多微气泡,这些微气泡随着超声振动做强烈的膨胀和收缩,气泡破灭时产生很大的冲击力(约100个大气压),创面中的细菌、异物在这个压力直接作用下被乳化、分散、离开创面组织。同时,当超声能量作用于创面时,通过热效应使创面组织温度升高,改善血液循环,促进组织修复。研究还发现,低强度超声波能增强溶酶体活性和蛋白质合成,从而达到促进创面愈合的目的。

研究发现,只要创面内的细菌数量低于某个临界值,感染发生率就几乎为零。因此,对细菌的有效清除是清创的一个关键步骤。超声清创克服了传统清创技术的不足,对细菌的清除效果良好,具有无创、无污染的特点,且所需的冲洗压力远远低于高压冲洗的压力,对组织损害轻。

慢性创面在临床上很常见，多是由创面清创不够彻底，局部组织缺血或感染，创面肉芽老化，皮肤瘢痕挛缩，创面长期不愈而形成的。而清创术是对新鲜开放性污染创面进行清洗去污，清除陈旧积血块和异物，切除失活组织，早期闭合创面，使之尽量减少感染，甚至变成清洁创面，达到一期愈合，有利于受伤部位的形态及功能的恢复，其对创面的感染率有直接的影响。在开放性损伤的治疗中，清创术一直被视为是促进创面愈合的一种有效的外科局部处理方法。由于较多医师对骨科开放性损伤急诊手术的适应证把握欠佳，一期给予清创内固定，术后创面愈合欠佳，感染、骨外露或发生骨髓炎的概率较高，创面较难愈合，继而形成慢性创面或慢性骨髓炎。然而对一切开放性的创伤，最好在伤后 6 h 内清创。如创伤已超过 6 h，可以在使用大剂量抗菌药物的情况下，进行彻底的清创术，彻底清除坏死和（或）失活组织，直至创面清洁。若伤员创面严重污染，且已超过6 h，给予创面及时有效的清创，则对于伤员患肢避免截肢起着非常重要的作用。

通过试验研究发现，污染创面闭合后，其创面感染发生率与创面中生存的细菌数量之间存在着定量关系，即当创面中每克组织细菌数超过 10^5 菌落，并且对创面进行一期缝合时，常常发生感染而导致创面不愈合；而低于该值时创面感染发生率则几乎为零。但是创伤早期不易判断软组织损伤的边界范围，并且难以彻底清创，再加上皮肤软组织缺损合并有肌腱、骨、重要血管、神经损伤，既加大了手术清创的难度，又加大了早期创面修复的难度。即使给予早期手术，术后创面渗出及分泌物多，坏死组织多，毒素被机体吸收后又导致患者反复发热，甚至出现菌血症或脓毒血症，为了预防和控制感染，要频繁更换敷料和长期应用大剂量抗生素。然而创面内的许多细菌可以在创面表面甚至在深层组织中繁殖，暴露的组织为细菌的繁殖提供了良好的环境。细菌的繁殖可以产生生物膜，它是多聚糖-蛋白质复合物，细菌菌群隐藏其中从而成为细菌的保护层。被感染的骨病灶，被血运很差的慢性硬化骨和增厚的骨膜包围，周围软组织内感染及肌肉和皮下组织瘢痕化，病灶内的抗生素难以达到有效的杀菌浓度,机体的免疫功能难以充分发挥作用等原因,致使局部感染难以控制,且迁延不愈,局部血液循环差,而且组织缺血、缺氧又加重了局部感染,感染更进一步阻断了局部血液供应,形成恶性循环,最终导致创面不愈合。因此,对细菌的有效清除是外科清创术中的一个关键步骤。试验研究证明,污染创面直接擦洗不仅清除细菌效果欠佳,而且更容易把细菌带入创面的深处,从而诱发创面感染和炎症。因此慢性创面往往需要多次清创才能去除失活和(或)坏死的组织,控制创面感染,也才有利于创面肉芽组织的形成,进而促进慢性创面的愈合。

临床上由坠落伤、砸(挤)压伤、车祸伤等各种原因引起的皮肤软组织损伤或合并骨折,在骨科比较常见,如皮肤撕脱伤、开放性骨折、术后切口感染、肢体毁损伤以及压疮、窦道、慢性难愈性溃疡等。如果用传统的换药方法治疗,往往需要经过很长时间才能达到愈合,甚至无法愈合,给患者带来极大的痛苦,并且花费大量的医疗材料及金钱,占用医生大量的临床处置时间。软组织因各种高能量的创伤后出现部分坏死而导致创面形成,严重的软组织创伤甚至造成骨、重要血管、神经及肌腱等组织的外露,对于这些复杂创伤性软组织缺损创面的修复到目前为止仍是外科临床常见的难题。而对于感染性的大面积皮肤软组织缺损,传统的治疗方法是对创面清创后换药,直到创面条件适宜时进行游离皮片植皮或者游离皮瓣修复,即使可以行一期修复闭合创面,但创面污染严重,局部血运破坏严重,患者全身情况差,抗感染能力差,感染及坏死概率极高。同时,一期应用皮瓣覆盖闭合创面风险较大,手术风险性高,术后并发症较多,且对术者本身技术要求高,需要术前周密的设计、供区和受区的良好准备,以及精细的术后护理,操作不慎即可能造成皮瓣危象,对患者创伤大,出现皮瓣坏死则很被动,失败后再次修复更困难。通过改善创面条件,控制感染的同时促进肉芽组织生长,降低需进行皮瓣修复术患者的比例,或者提高植皮、皮瓣移植术后的存活率,不失为创面治疗中的一个尚佳选择。

每一种清创方法都有其优缺点和局限性,改良清创技术使之操作简单、创伤微小、成本效益优化是研究的方向。使用超声雾化水喷雾系统在患者床边进行操作,方便快捷,与传统的湿性敷料比较,此技术能够有效减少溃疡床的细菌数量,对健康组织无伤害,不引起疼痛,比传统的机械清创更精确,能部分替代手术清创。Gurunluoglu报道,将水外科技术结合蛆虫清创和锐器清创用于创面清创,结果显示,所有患者均达到了有效、安全和快速清创,且均顺利康复。由此分析,超声雾化水外科系统能提高清创的有效性和安全性,对活性组织无损害,而且操作简便、清创快速,是极具潜力的清创技术,在今后的应用中需要进一步探索其适应证、操作方法和成本效益等。

2.8 超声清创在创面治疗中的应用案例

Iashina报道了超声波对于创面的治疗。Ennis进行的双盲中心研究RCT研究表明,在超声波(40 kHz)的辅助参与治疗下,糖尿病足溃疡创面愈合率(40.7%)明显高于没有超声波治疗的那一组的治愈率(14.3%)。采用MIST治疗仪对23名慢性创面患者(包括糖尿病患者慢性感染创面,静脉缺血性溃疡创面,术后创面感染)经常规清创手术及换药治疗改善不明显的29个创面,进行了非接触低频超声清创的前瞻性非对照病例研究,分析了该法对于慢性创面治疗的效果,研究中愈合率达到了69%。作者因此提出低频非接触超声技术可以促进慢性难治性创面愈合,是一种无痛、快速有效的方法。Olyaie M进行了一项临床前瞻性随机对照研究,分析传统的创面护理治疗(下肢加压包扎,规律换药,低黏结敷料)与低频和高频超声波对于下肢静脉行溃疡创面的治疗,结果显示无论是低强度低频超声(40 kHz,0.1~0.8 W/cm²,4~10 min)还是高强度高频超声都能够起到缩小创面、促进愈合的作用。Maher SF用低频超声(50~70 μm,35 kHz)治疗与Ag⁺敷料以及加压包扎成功改善了两例静脉性溃疡高龄(63岁和77岁)患者的状况。Tewarie L在进行较为棘手的伴有窦道的胸骨骨髓炎的治疗时,采用UAW系统进行清创,联合抗菌治疗取得了较好的疗效。在国内,超声清创技术应用于临床也取得了较好的疗效。

低频超声清创经验　　　　慢性创面超声清创技术

【典型病例2.1】　左足Ⅳ度压疮伴感染

(1)简要病史　患者男性,70岁。"左足皮肤破溃5个月,加重十余天"入院。患者卧床1年,生活不能自理,大小便失禁,肢体僵硬。5个月前,左足跟处骨隆突处皮肤出现红肿、破溃,自行换药不见好转,住院治疗。拒绝手术,换药治疗好转后出院。自行换药治疗,形成厚的黑痂,10 d前发现创区渗出增多,红肿加重,臭味明显,门诊以"左足Ⅳ度压疮伴感染"收住院。查体见双下肢僵直,关节僵硬,双足跖屈僵硬,左足跟创面大小约6 cm×6 cm,表面呈黑色的干性坏死皮肤软组织形成的干痂,部分呈灰白色,深达骨质,有潜行腔隙,有脓汁流出,散在少量肉芽,周缘红肿明显,创面臭味明显。细菌培养为普通变形杆菌。

(2)治疗过程　经积极调整全身状态,抗炎对症治疗,稳定内环境,补充营养,纠正贫血及低蛋白血症。创面清创换药时,应用超声清创治疗,1周2次超声清创治疗,每次治疗冲洗液为生理盐水1 000 ml左右,将漂浮的坏死组织同时剪除。炎症明显减轻,创面逐渐新鲜,肉芽生长较好,创面明显好转后家属要求出院,自行换药治疗。术后4个月随访,创面修复良好。

(3)专家点评　①本例患者70岁,高龄,长期卧床,全身状态较差,治疗中需积极调整全身状态,纠正贫血及低蛋白血症,调整营养状态,稳定内环境,配合抗炎对症,积极处理创面。②患者家属拒绝

2

手术治疗,在床头换药过程中,无麻醉清创,只能适当清除坏死和(或)失活组织。界限不清创区,附着坏死组织难以彻底清除,辅助外用药膏溶痂,渗出多,时间长,消耗重,容易加重原有其他疾病。③超声清创治疗,成本低,操作简单,风险小。大量生理盐水冲洗,对控制炎症有明显效果,同时超声清创时间3～10 min,可清除肉眼见坏死组织、痂皮,至创面轻度渗血,能快速、高效清除创面异物,减少创面病原微生物,清创效率高,清创效果彻底。

(4)病例照片资料 图2.10～图2.13。

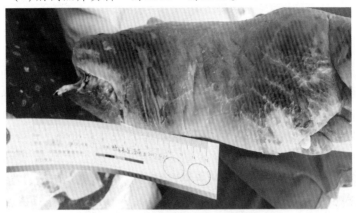

图2.10 左足Ⅳ度压疮伴感染足底观

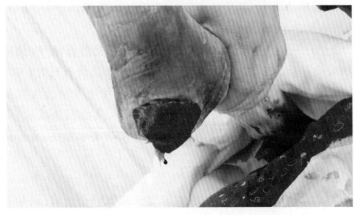

图2.11 左足Ⅳ度压疮伴感染(后侧观)

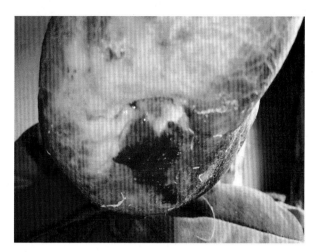

图 2.12　清创及超声清创治疗 30 d 后,创面生长良好

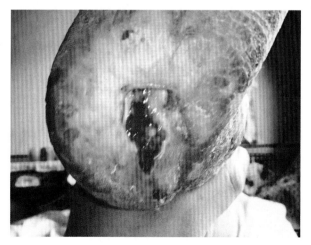

图 2.13　清创及超声清创治疗 45 d 后,创面明显缩小

（翟明翠）

【典型病例2.2】 右小腿大隐静脉切取后皮肤软组织缺损

（1）简要病史 患者男性,60岁。右小腿大隐静脉切取后皮肤软组织缺损20 d。有糖尿病史20年。于入院前20 d曾行心脏搭桥手术,术中在右小腿切取大隐静脉约30 cm,术后给予缝合。术后大隐静脉切口不愈合,致右小腿皮肤软组织缺损,门诊医生以"右小腿大隐静脉切取后皮肤软组织缺损,心脏搭桥术后,2型糖尿病"为诊断收治入院。查体见创面分布于右小腿,长约30 cm,宽约1 cm,创面污秽,渗出多,淡黄色浆液性渗出,疼痛不敏感。细菌培养为铜绿假单胞菌(绿脓杆菌)(非耐药菌株)。

（2）治疗过程 积极调整全身状态,给予胰岛素控制血糖,根据细菌培养结果给予敏感抗生素应用,全身营养支持,暂时停止应用口服抗凝药物。创面给予每日引流换药,入院1周后进行创面扩创手术治疗,右小腿皮肤及痂皮全层切开,去除皮下部分筋膜等坏死组织,应用多功能清创仪,每日进行清创换药。2周后创面肉芽组织新鲜,行自体皮植皮术,术后植皮成活良好,1周后创面完全闭合。术后6个月随访,创面未复发。

（3）专家点评 ①患者为老年人且全身条件差,糖尿病史20年,故此次手术及清创换药时尽量减少疼痛刺激。②创面感染扩创时一定要切开彻底,清除坏死组织充分引流,只有坏死组织全部去除,患者创面才能愈合。③超声清创治疗,成本低,操作简单,风险小。利用多功能清创仪的空化作用促进肉芽组织生长,为后期行自体皮移植手术奠定基础。

（4）病例照片资料 图2.14～图2.19。

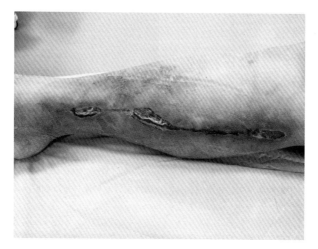

图2.14 入院时创面

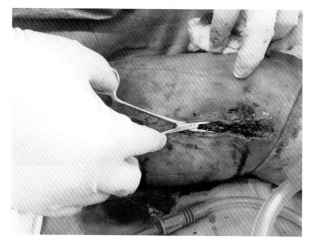

图2.15 创面清创

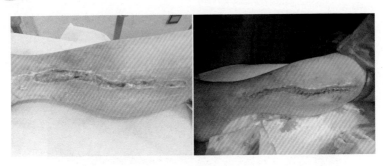

图 2.16　创面换药过程
应用多功能清创仪超声清创和高压清洗模式对创面进行清创后换药

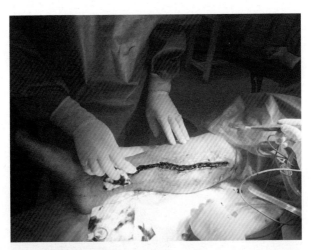

图 2.17　自体皮植皮术中

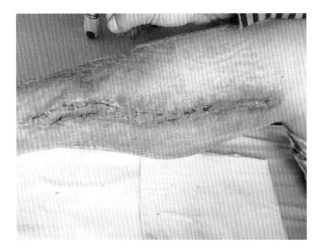

图 2.18 植皮成活良好

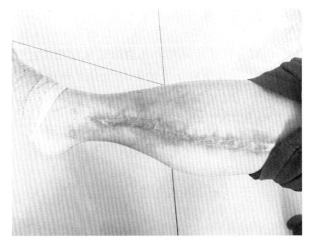

图 2.19 创面愈合

（杨心波）

【典型病例2.3】 糖尿病足伴感染

（1）简要病史 患者男性，67岁。左足皮肤破溃窦道形成6个月。有糖尿病史20年。6个月前发现左足底皮肤破溃，自行在家中换药，创面不愈合，且逐渐加重。门诊以"左足糖尿病足，2型糖尿病"诊断收治入院。查体见左足窦道形成,外口约0.5 cm×0.5 cm,深度约8 cm,创面污秽,渗出中等,淡黄色浆液性渗出,创周红肿,痛觉迟钝。细菌培养为金黄色葡萄球菌、铜绿假单胞菌。

(2)治疗过程　经积极调整全身状态,胰岛素控制血糖,抗炎对症治疗。创面肿胀考虑为糖尿病足创面感染,给予每日引流换药,红肿部分消退,于入院后1周进行扩创手术治疗,足底皮肤及皮下组织全层切开,去除皮下部分坏死肌腱、筋膜,术后应用多功能清创仪进行每日清创换药,足部肉芽生长良好,于入院治疗28 d后创面完全闭合。术后4个月随访,创面修复良好。

(3)专家点评　①糖尿病足是指糖尿病患者由于合并神经病变及各种不同程度末梢血管病变而导致下肢感染、溃疡形成和(或)深部组织的破坏。②患者糖尿病病史长,血糖控制差,入院前创面未经过正规治疗。发病急,感染严重。清创后可见大量脓液,伴有肌腱和骨骼外露,难以一次手术封闭创面。③利用超声清创的超声波空化效应,有针对性地对坏死组织进行空化爆破清除,而对正常组织没有影响并促进肉芽组织形成,加速创面愈合。④该患者创面严重,感染重,经临床应用超声清创,结果表明效果良好。

(4)病例照片资料　图2.20～图2.24。

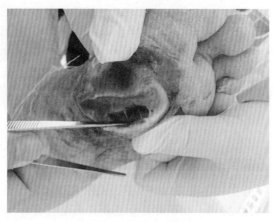

图2.20　入院时左足创面

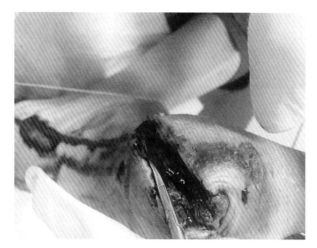

图2.21　创面切开引流

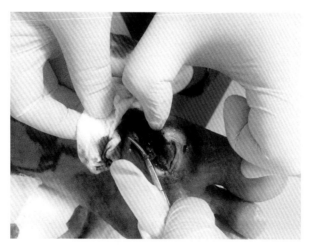

图2.22　窦道完全开放,切除大量坏死筋膜

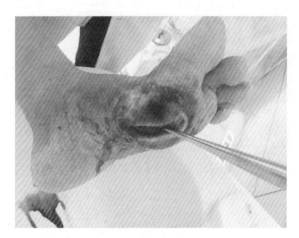

图 2.23 创面清创

应用多功能清创仪超声清创和高压清洗模式对创面进行清创

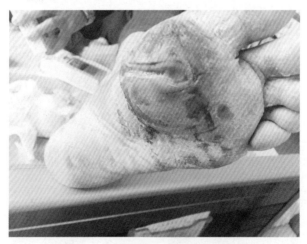

图 2.24 创面愈合

应用多功能清创仪超声清创模式和高压清洗模式对创面进行清创后,生长因子换药28 d,至创面愈合

（杨心波）

【典型病例2.4】 骶尾部压疮感染,肺癌转移

(1)简要病史 患者男性,42岁。肺癌胸椎骨转移4年,全身多处皮肤破溃3个月,骶尾部红肿1周。3个月前,右髋部、骶尾部骨隆突处皮肤出现红肿,逐渐破溃,自行外用药膏(多种药膏,具体成分用法不详),不见好转,创面逐渐发黑,干燥,形成硬痂。1周前,骶尾部创区迅速扩大,逐渐出现红肿,异味。双足烫伤后自行外用药物治疗,创面结痂。门诊以"①骶尾部压疮感染;②双足烫伤后残余创面"诊断收治入院。查体见右髋部全层皮肤组织坏死,成痂,较厚,骶尾部全层组织坏死,结厚黑痂,边缘红肿,有脓性分泌物,周围肿胀,有波动感,切开黑痂有大量脓汁流出,恶臭。双足散在创面结厚痂,创面干燥。

(2)治疗过程 入院后给予调整全身状态,纠正贫血,补充蛋白,纠正电解质紊乱,抗炎,对症处理。患者癌症晚期,家属拒绝手术治疗。创面清创换药时,无麻醉下适当清除坏死组织,巨大潜行腔隙充分引流,应用超声清创配合其他方法换药治疗,1周2次超声清创治疗,每次治疗冲洗液为生理盐水,1 500 ml左右,同时剪除漂浮起来的坏死组织。经治疗炎症明显减轻,创面逐渐新鲜,20 d左右潜行腔隙肉芽生长较好,30 d左右潜行腔隙原位缝合,40 d左右创面缩小,70 d左右创面明显缩小,100 d左右创面明显缩小。患者入院101 d因肺癌脑转移去世。

(3)专家点评 ①本例患者因肺癌胸椎骨转移瘫痪,长期卧床,极度消耗,恶病质状态,治疗中需积极调整全身状态,纠正贫血,补充蛋白,调整营养状态,稳定内环境,配合抗炎及对症处理,积极处理创面。②患者家属拒绝手术治疗,在床头换药过程中,创面巨大,潜行腔隙巨大难以直视清创,应用超声清创治疗进行深部潜行腔隙清创。③超声清创治疗,经济成本低,操作简单,安全性高。大量生理盐水冲洗,对控制感染有明显效果,同时超声清创时间3~10 min,可清除肉眼所见坏死组织、痂皮及深部难以肉眼观察的创面,至创面轻度渗血,减少创面病原微生物,清创效率高。④虽然最后患者死于恶性肿瘤,但是创面的治疗是成功的,对减轻患者生前的痛苦有意义。

　　(4)病例照片资料　图2.25～图2.30。

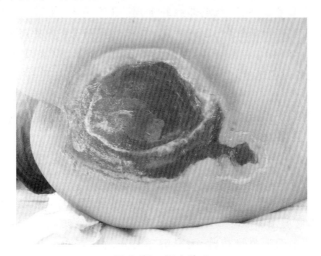

图2.25　压疮外观

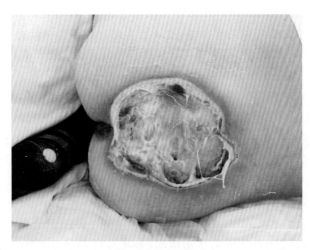

图2.26　第一次清创后

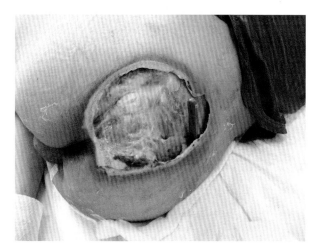

图 2.27　超声清创治疗后第 7 天

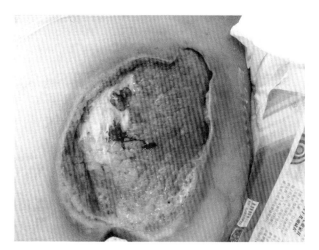

图 2.28　超声清创治疗后 30 d,肉芽生长良好

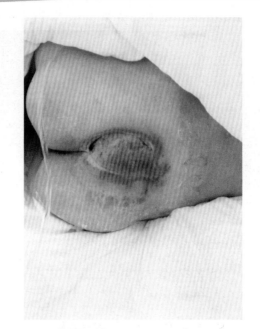

图 2.29　超声清创治疗后 70 d,创面明显好转

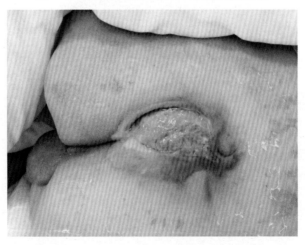

图 2.30　超声清创治疗后 100 d,创面明显缩小

（翟明翠）

【典型病例 2.5】 骶尾部压疮感染

（1）简要病史 患者男性，89 岁。骶尾部皮肤破溃 2 个月，红肿，加重 1 周。既往脑梗死、小脑萎缩 4 年。慢性支气管炎 30 年。胸腔积液、心包积液半年。青霉素、链霉素过敏史。骨盆骨折后卧床半年。2 个月前，骶尾部骨隆突处皮肤出现红肿，逐渐破溃，自行外涂药物治疗（具体用药成分不详），1 周前创周出现红肿，有黄白色分泌物，伴发热，食欲缺乏，咳嗽、咳痰。门诊以"①骶尾部压疮感染；②脑梗死后遗症"收治入院。查体见骶尾部创周红肿，创面附着坏死组织。

（2）治疗过程 入院后给予调整全身状态，纠正电解质紊乱，抗炎对症，营养支持。患者高龄，家属拒绝手术治疗。创面清创换药时，无麻醉下适当清除坏死组织，附着坏死组织难以换药清除，应用超声清创治疗，1 周 2 次超声清创治疗，每次治疗冲洗液为生理盐水，500 ml 左右，同时剪除漂浮起来的坏死组织。经治疗炎症明显减轻，创面逐渐新鲜，肉芽生长较好，20 d 左右创面周缘上皮化，40 d 左右创面明显缩小，50 d 最终愈合。术后 4 个月随访，创面修复良好。

（3）专家点评 本例患者 89 岁，高龄，骨盆骨折后长期卧床制动，原发疾病较多，全身状态较差，患者家属拒绝手术治疗，治疗中在积极调整全身状态，控制原发疾病病情，加强营养支持，稳定内环境，应用超声清创配合其他外用药物取得了良好的疗效，说明超声清创有效、安全、无痛苦。

（4）病例照片资料 图 2.31 ～图 2.35。

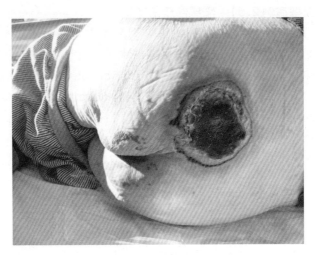

图 2.31　压疮外观

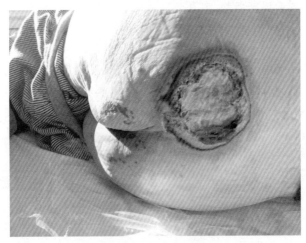

图 2.32　第一次清创后

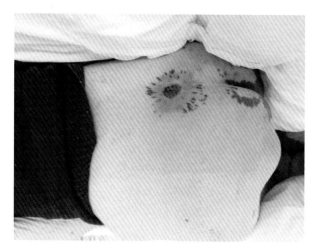

图2.33 超声清创治疗后20 d

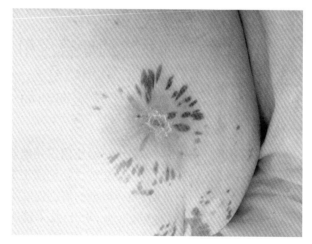

图2.34 超声清创治疗后40 d

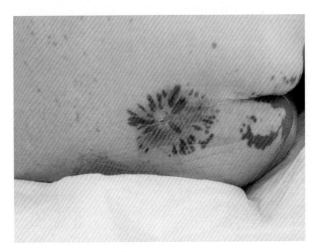

图2.35　超声清创治疗后50 d,创面基本修复

（翟明翠）

2.9　超声清创与其他技术的联合应用

2.9.1　超声清创联合负压治疗技术在创面治疗中的应用

哈尔滨市第五医院烧伤科自2013年开始使用多功能超声清创代替原来的传统机械清创方法,在治疗慢性难愈合创面上取得了较好的治疗效果。临床实际应用证明,超声清创的清创程度更彻底。

负压封闭引流(vacuum sealing drainage,VSD)技术能够保障清创后的创面持续引流,吸走创面渗出物、细菌、毒素,改善创面微循环,维持创面的无菌环境。

这种联合治疗,一方面在清创之初通过超声波对于创面的作用力使其表面的坏死组织、异物连同黏附的细菌进行较彻底清除,降低局部细菌载荷量,另一方面在后期通过负压封闭引流创面治疗技术可以改善局部循环,促进引流,防止炎性物质局部堆积对组织带来不良影响,因此是一种有益的组合,对于急性污染创面或者难治性慢性创面的治疗有良好的潜力。

　　超声清创联合负压封闭引流技术使两者优势叠加,应用于慢性难愈合创面能够提高细菌清除率,提高清创效率,加快创面愈合时间,缩短住院天数,适用于各种感染性创面,是一种较好的联合治疗慢性难愈合创面的新方法,值得推广应用(图2.36,图2.37)。

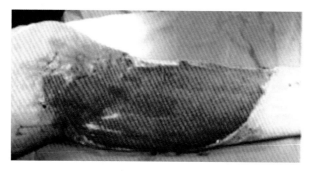

图2.36　多功能超声清创联合 VSD 应用后的创面

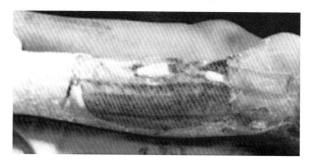

图2.37　常规清创联合 VSD 应用后的创面

2.9.2　超声清创联合聚己双胍在创面治疗中的应用

　　聚己双胍作为一种优秀的抗菌剂,近年来也逐渐应用到急、慢性感染创面的治疗中。聚己双胍作为双胍类阳离子抗菌剂,分子量约为3 000,是一种细胞膜活性药物,它不仅能够破坏细菌细胞膜,使细胞膜上的蛋白失去功能,细胞膜流动性丧失,细胞内离子和蛋白流失,而且能够破坏细菌胞体内的膜结构,起到杀菌作用。聚己双胍易与偏酸性的细菌细胞膜磷脂相互作用,通常真核生物的细胞膜磷脂呈中性,因此受聚己双胍影响较小。同时,聚己双胍能够进入细菌细胞内部,干扰脱氧核糖核酸(deoxyribonucleic acid, DNA)的合成,起到杀菌作用,体外实验还显示聚己双胍还能够进入细胞内将细胞内的细菌杀灭。其杀菌效能在作用时间超过20 min时会超过聚维酮碘,也优于洗必泰和三氯生(二氯苯氧氯酚)。应用聚己双胍在大量临床难治性慢性感染创面的治疗实践中也取得了良好的疗效。

然而,人们通过对细菌生存力的研究发现,体外杀菌性能良好抗菌物质在实际应用中效果要大打折扣。细菌虽然是单细胞生物,但是长期的自然进化,使这种最为简单的单细胞生物具备了群体协调的生存能力,即形成细菌生物膜。一般来讲细菌在进入体内后会经过黏附、增殖、成熟、播散4个阶段形成生物膜。一般细菌进入体内48 h就可以形成初步的细菌生物膜,到72 h左右生物膜就会成熟,这时已经对抗生素、抗菌物质以及机体免疫有了一定的耐受力,再行杀灭较为困难。因此在面对开放性创伤时,一方面要尽早尽快完成清创术,另一方面即使错过了最初的24 h,也应当努力寻求更好的方法,积极清创,最大可能地降低组织中的细菌载荷,为下一步治疗打下基础。

近年来超声清创也逐渐引起人们的重视,在各种顽固慢性创面(糖尿病足、压疮、下肢静性溃疡)的治疗中取得了良好的疗效,但是在急性创面的清创中应用报道较少。West等采用超声清创技术对大鼠的股骨远端进行清创,并与锐性刮除、高压水冲相比较,认为锐性刮除与高压喷射冲洗和超声冲洗都能够保证深层骨细胞的存活,唯有超声能在保护骨小梁的情况下实现细菌清除。超声波利用其空化效应具有将细菌生物膜剥离、一过性增强细菌生物膜通透性的作用,而其杀菌作用尚存争议。目前有实验证明超声波可以增强金黄色葡萄球菌对抗生素的敏感性。尽管骨感染清创困难,但是彻底的清创仍然是各种治疗的基础。开放型骨折,无论是恢复骨的连续性的内外固定术,还是闭合创面,或者组织瓣转移修复术,都必须建立在有效清创的基础之上。否则一旦发展成为慢性感染,就意味着治疗的失败。无论是治疗的花费,还是患者的痛苦都会成倍增加。找到提高清创效率的方法有重要的意义。虽然单独应用低强度低频超声波对细菌的杀灭作用令人怀疑,但是有多项研究表明,低频超声波与抗菌制剂联合应用则可产生协同的杀菌效果,即频率在 30 ~ 80 kHz 范围内的低频超声可以提高抗生素的杀菌能力,无论是对于浮游菌,还是细菌生物膜。聚己双胍号称是 21 世纪最为安全有效的双胍类阳离子抗菌剂,开始主要用于化妆品和水消毒,后来由于优良的安全性以及高效的杀菌能力,近年来开始用于慢性创面的治疗。聚己双胍具有组织低刺激性及低毒性、广谱低耐药的优点。目前将超声清创联合聚己双胍使两者在创面治疗中的优势相加,应用于慢性难愈合创面,能够提高细菌清除率,提高清创效率,加快创面愈合时间,缩短住院天数,适用于各种感染性创面,是一种较好的联合治疗慢性难愈合创面的新方法,值得推广应用。

2.9.3　超声清创联合紫外线在创面治疗中的应用

Nussbaum EL 等采用高频超声(3 MHz,0. 2 W/cm^2,5 min/5 cm^2)结合紫外线(95% 250 nm)进行压疮的治疗,取得了较好的疗效,但具体机制尚未完全清楚。

总之,彻底清创术对于外科感染意义重大,细菌生物膜引起对于抗感染制剂、抗生素以及机体免疫系统的天然抗性,彻底清除细菌生物膜对于包括皮瓣转移技术、植骨术、内固定或外固定在内的进一步治疗意义重大。低频超声波利用超声波特有的空化效应以及微射流作用可以通过多种机制达到清除组织中的细菌生物膜的作用,同时又能够改善局部血液循环,进行创伤较小的治疗,是一种富有前景的辅助物理治疗技术。但是我们应当认识到,低频超声清

2

创治疗并非替代传统的治疗,不是非此即彼的关系,而是对传统治疗的一种有益的补充和改进。包括负压创面治疗(negative pressure wound therapy,NPWT)技术在内的各种新技术以及抗生素、抗菌剂的局部应用往往都可以与低频超声清创相结合,从而达到更好的疗效。在慢性骨髓炎的综合治疗中,低频超声在创面准备上有助于清除坏死组织,降低局部载菌量,为植骨术、组织皮瓣修复以及抗生素局部缓释内植物治疗的成功创造良好的基础。

另外,超声清创也有其不利的一面,超声波对于细菌生物膜有解聚作用,使细菌代谢和增殖旺盛,单独应用超声而不采用抗菌措施可能会引起感染的播散,因此在进行深部组织清创时,最好在冲洗液中加入抗菌剂或者抗生素,同时配合全身抗生素应用。还有一点应当引起我们的重视,就是超声清创可能会引起细菌的飞溅,污染周围的环境,并且对医务人员以及患者容易造成交叉感染。如何最大限度地发挥超声清创的优势,避免感染扩散,同时又能更好、更便捷地与其他疗法相结合,是未来研究的方向。

(刘　锐　王树明)

3 水刀清创

　　清创是创面床准备的重要步骤,是烧伤等创面修复的基本治疗措施。早期清创对于创面修复的重要性已成为业内共识。通过早期清创清除失活组织及有害炎症因子,可以防止创面加深,提供促进愈合的微环境,保护间生态组织,促进创面通过内源性机制自愈或经自体皮移植修复而达到闭合创面的目的,以恢复机体屏障,防止体液、电解质、热量和营养物质的大量丢失及严重感染的发生,从而降低烧伤患者的病死率。合理的清创方式可以减少坏死组织残留及创面病原微生物的定植,优化创面床,促进创面愈合,并为皮肤移植创造良好的条件。清创是提高植皮存活率的关键,通常需要根据创面情况选择清创方法和清创器械。物理、酶解、自溶、生物等清创方法作用温和,耗时较长。切痂、削痂是烧伤创面清创常用的外科手术清创方法,多采用手术刀、组织剪、滚轴刀等锐性手术器械。这些常规清创器械切割效能较强,但精确性、应变性差,尤其是在外形复杂、表面不够平整的解剖部位。传统清创方法容易导致清创不彻底与清创过度两个极端,难以做到彻底、适度。

　　对于创面的处理,我们介绍一种新型的技术——爱微捷水动力清创系统(Versajet hydrosurgery system;也称水刀清创系统),由施乐辉公司生产并于 2014 年引入我国。水刀是一种可以通过调节电动机驱动高压泵压力的大小,将无菌生理盐水经过高压软管到达操作手柄的装置,然后通过手柄顶部,经一直径 8 ~ 14 mm 孔径的喷嘴喷出,在局部产生合适的压强,以便达到切割分离组织的目的,通过高速流动液体周围产生的文丘里效应(Venturi effect),具有低压吸附和快速吸除异物的作用。

　　水刀清创系统是一种集外科清创和创面冲洗为一体,结构、原理完全不同于常规清创器械的新型清创设备,其手柄操控性、灵活性好,手术视野清晰,清创具有良好的组织选择性,较常规清创器械具有许多优势,逐渐成为深度烧伤创面常用的清创手段之一。

水刀清创是一种先进的清创技术,其利用高压、高速水流的组织分离作用进行清创,将坏死及感染组织的选择、切除、冲洗、回吸收等过程自动、高效地序贯完成,优化了清创流程。在国外,水刀清创应用于烧伤创面清创已有 10 余年历史,效果肯定,已成为烧伤创面修复常用的清创方法。根据国外大量临床研究结果,与传统清创方法相比,水刀清创具有高度的组织选择性,可有效清除坏死及感染组织而最大限度地保留正常真皮组织,实现精准清创;水刀手柄灵活,操控性好,简单易学,适用于多种类型创面,尤其是位置特殊、普通器械难以清创的部位及基底高低不平、边缘不规则的复杂创面。此外,水刀清创手术视野清晰,安全性高,副损伤少。

3.1　水刀清创的历史背景

1982 年,德国的医学教授 Papachristou 等率先利用工业水刀进行肝外科手术治疗,并取得较好的效果,这是水刀切割技术第一次用于医学领域。紧接着匈牙利的 Toth 等于 1987 年利用简易的冲洗器形成高压水流用于分离脑膜瘤。1990 年,德国 Rau 等正式利用专业设计的水刀设备进行临床外科手术治疗,之后在外科临床领域中水射流技术得到了广泛的应用,主要用于肝胆外科。2002 年在国内首次应用水刀成功切除了巨大的肝血管瘤,2013 年开始应用于烧伤。近年来,水刀在国内外已广泛运用于慢性伤口、烧伤瘢痕、开放性骨折、骨髓炎、植皮手术等。爱微捷水刀清创系统 I 代最早于 2006 年 4 月 12 日在美国上市,开创水刀技术在创面软组织清创领域的应用,临床效果显著,此后有较多临床文献发表。水刀用于肝肾切除及各种腹腔镜手术已有 30 余年历史。清创水刀 1997 年由美国安德沃公司开发,并由英国施乐辉公司引入临床应用,早期主要用于急性创伤及各种慢性创面清创,2003 年 1 月开始用于烧伤清创,并逐渐推广。此产品稍后也在欧洲一些国家上市。根据临床医生的多方面反馈,施乐辉公司于 2011 年 8 月推出 Versajet™水刀清创系统 Ⅱ 代,该系统目前已在美国、加拿大、中国和澳大利亚等国家及欧盟注册及上市。美国每年有 3 万左右的烧、创伤等患者从此项技术中受益,而欧洲每年有 2 万多相关病患从中获益。2013 年 10 月原第二军医大学附属长海医院烧伤外科在中国内地率先将水刀应用于大面积深二度烧伤创面清创,取得了满意的效果。现在在欧美,Versajet™水刀清创系统 Ⅱ 代已经成为很多医院和科室的常规手术器械,于 2014 年 3 月正式在我国上市,迄今为止已有几十家三甲医院引进了此类水刀清创系统并应用于临床研究及患者治疗工作,都取得了较好的创面清创和愈合效果。

水刀清创系统的手持件机头部分可以适用于不同创面的处理,医务工作者常利用其平行皮肤削切的特点进行烧伤创面的切痂,比使用手术刀切痂更精细准确,在有效切痂时有效保留正常组织,利于术后创面美观。水刀由于其独特的平行创面削切的设计,也常用于外科制备自体移植皮片等方面,其在制备皮片时可准确控制操作深度,避免操作过深或过浅,制备游离皮片厚度均匀准确,非常有利于植皮成活,同时操作灵活,具有明显时间优势。相对于传统的外科清创方法,水刀能够更好地保护正常组织,减少清创术中对正常神经、血管组织的医源性损害。曾有相关研究采用量化创面面积及深度证实,在烧伤创面、慢性难愈创面清创过程中,用水刀清创比传统清创方法能够更有效地保留正常组织。对于水刀在保护正常健康组织方面的特点,目前已有较多研究,但主要研究领域集中在烧伤及慢性难愈创面方向。水刀的高速水射流切割锐利,对开放性骨折创面常见的血管、神经、肌腱组织无选择性,故针对开放性骨折清创治疗中水刀对正常软组织尤其是血管、神经及肌腱组织的保护效果,还需更完善的实验研究予以证实。

3.2　水刀的结构、原理、特点及作用机制

3.2.1　水刀的结构和原理

水刀是一种利用高压高速水射流的组织分离作用及文丘里效应(高速液流/气流附近会形成低压真空效应,产生吸附作用)清除坏死及感染组织的清创设备,主要由控制台、一次性手柄、高压水流管路、脚踏开关组成。

控制台的主机有加压作用,可将无菌生理盐水加压产生高压高速的水流。主机的功率可通过脚踏板调节,有 10 个挡位可供选择,挡位越高清创能力越强。1~10 挡对应水流压力从 122 个标准大气压(12.32 MPa)到 785 个标准大气压(79.53 MPa)不等,水流速度可达 800~1 000 m/s。高压高速水流经特殊材质(芳纶,kevlar)制成的软管传输至一次性手柄(刀头),经 180°折返从手柄顶端的细小喷嘴(直径约 0.13 mm)平行喷出,从而在喷嘴和集液管之间的孔隙(工作窗)产生类似手术刀样的切割作用,并在局部形成真空效应,及时将清除的失活组织碎片、创面分泌物、细菌及其生物膜等连同水流一起回吸收带走,储存至废液桶内(图 3.1~图 3.3)。

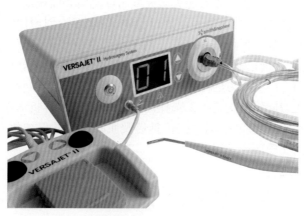

图 3.1　水动力清创系统

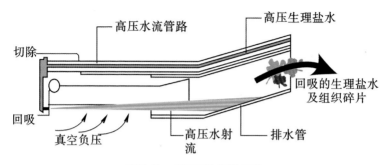

图 3.2　水刀工作原理示意

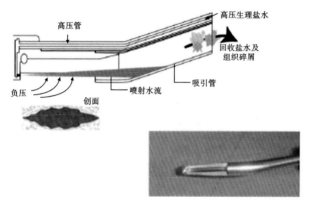

图 3.3　手持件图解及文丘里效应

3.2.2　水刀的特点

水刀原理独特,设计较具人性化,具有以下优点:①组织选择性。高压高速水流可将不同活性、韧性的组织分离,避免"一刀切",操作得当可以有效清除坏死组织,保留健康组织,保护间生态组织。②易操控性。水刀多挡位设置,通过挡位调节可以轻松改变水射流的压力和速度,从而调节清创能力。此外,术者还可通过改变施加在手柄上的压力大小及手柄与创面的接触角度调节清创作用的强弱,施加的压力越大清创能力越强,手柄垂直于创面时清创作用较强。可通过控制刀头与创面的接触时间和往返"清扫"次数而掌控清创的层次、深度。③灵活性。水刀有多种不同弧度、长度的手柄可供选择,能对传统清创方式难以达到的部位如腔隙和有弧度的表面进行高效清创。手柄末端的工作窗口孔径大小为 8 ~ 14 mm,远小于当前所使用的任何常规清创刀具,有利于精细清创。④手术视野清晰。水刀由表及里逐层清除失活组织,创面解剖结构层次暴露清晰,便于适可而止。⑤有冲洗作用。使用水刀清创坏死组织的选择、切除、冲洗、回吸收等过程自动、高效地序贯完成,大大优化清创流程,快速准备一个清洁的创面床。此外,水刀易于掌握,学习时间短;没有热效应,不造成继发损伤;清创后创面平整,便于植皮。水刀因具备以上优点,因而在烧伤创面清创中有较大的应用价值(图 3.4)。

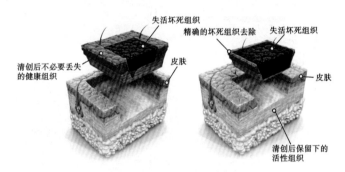

图 3.4 水刀精准清创原理

水刀的构造与原理优化了清创流程,坏死组织的选择、切除、冲洗、回吸收等过程自动、高效地序贯完成,做到精准清创,降低手术风险,减轻患者手术打击。此外,水刀操控性、灵活性好,亦有利于提高清创效率;但其工作窗口小,切割能力不如锐性清创器械,不利于清创效率的提高。因此,水刀的清创效率与其清创的创面情况关系密切。大量研究表明,在烧伤创面清创中,水刀与常规清创器械的清创时间无明显差异。Gravante G 等在一项前瞻性随机对照试验中,分别对 42 例、45 例患者采用水刀清创和传统清创方法清创,结果发现,二者清创时间无明显差异,每 4% 体表总面积(total body surface area,TBSA)的烧伤面积的水刀清创时间为 2.7 min(40 min 清创 15% TBSA),与 Kawecki M 的研究结果基本符合,每 1% TBSA 烧伤面积的水刀清创时间为 2.1 min(55 min 清创 26% TBSA)。水刀对开阔部位创面的清创效率往往不如手术刀、滚轴刀等常规清创器械;而对一些常规清创器械难以发挥作用的特殊解剖部位,水刀清创具有明显优势。此外,有研究表明,水刀对于慢性创面清创时间少于传统清创方法。对于面积大小不等、基底高低不平、边缘不规则的烧伤残余创面,水刀清创效率亦明显高于传统清创方法。

3.2.3 水刀的作用机制

Versajet™Ⅱ 水动力清创系统使用保留组织的技术,使外科医生可以精确地选择、切除和吸取创面及烧伤创面和软组织损伤上的失活组织、细菌和污染物。利用组织分离技术让医生精确选择,切割并回吸创面上的失活组织、细菌、污染物和细菌生物膜。Versajet™ Ⅱ的头端射出平行于创面表面的无菌生理盐水细流并去除失活组织。根据流体动力学中的文丘里效应,射流经过缩窄的喷口(人的头发的宽度)时加速,从而切除失活的组织。因为整个工作窗(长度 8~14 mm)内压力减小,形成抽吸效应,从创面部位吸起并去除污染物,而不需要外部吸入装置,被切除的组织被排入废物容器中。虽然与水流长时间接触也会造成伤害,该工具仍是减少外科医生和手术室人员受伤风险的非锐性仪器。由于吸入效应几乎无溢出,即使造成损伤,也是由无菌生理盐水射流造成,而不是污染的刀片造成。当工作窗平行于组织时,即可进行切除和抽吸。在较高的功率水平可以切除更硬的组织,包括致密的筋膜和肌腱组织,但无法切除骨头或焦痂(图 3.5)。

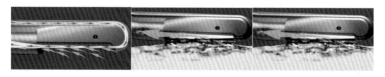

图 3.5 水刀的作用机制:选择-切除-回吸

3.3　水刀清创的优势

　　水刀清创采用超音速高压水流及文丘里效应对创面进行精细清创,创面坏死组织切除、灌洗及回收同步。控制台功率可调,设定功率越大,削切回吸作用越强,为适应不同创面还专门设计了不同角度和长度的操作手柄,相关设计均有助于清创操作缩短清创时间。水刀清创系统独特的手持机件设计,符合人体工程学,操作时使用灵活。水刀清创系统分类细化的手持件机头部分设计合理,带有一定角度和不同长度的机头部分可以适用于不同的创面的处理,这正是其缩短术中清创时间的主要原因。

　　水刀灵活性、操控性较好,研究一致认为,水刀对于头面部、手足、会阴、腋窝等外形不规则、表面不平整、常规清创器械难以发挥作用的部位,以及大小不等、边缘不规则的复杂性创面具有明显优势,较传统清创方法可以大大节省清创时间,减少出血量,降低术后感染率,改善清创效果。

3.3.1　水刀清创的精确性

　　彻底清除坏死组织,并尽可能减少对健康组织不必要的损伤,即精准清创,一直是清创追求的最佳效果。精准清创不仅可以优化创面床,提高植皮存活率,加快创面愈合,而且有助于减轻愈后瘢痕增生挛缩,改善外观和功能。水刀工作窗口小,视野清晰,清创逐层深入,可及时停止,避免清创过深。有研究表明,常规清创方法单次切向增量为 750~1 700 μm,常会清除部分有活性的真皮组织;而水刀单次切向增量为 50~100 μm,可实现精细清创。Hyland 等在一项前瞻性随机对照试验中,将 61 名 16 岁以下烧伤儿童分两组分别采用水刀和传统方法清创,钻取创面组织标本进行定量分析发现水刀清创切除深度中位数为 35 μm,远低于传统清创方法 325 μm。大量研究结果表明,水刀清创有一定的组织选择性,可以最大限度地保护健康真皮组织,从而实现精确清创。尤其是在外形不规则、表面不平整、常规清创器械难以发挥作用的部位,如面部、手足、会阴、腋窝等,水刀的优势更为明显。然而,业内也有人对于水刀能否实现精准清创存在质疑,认为水刀用于烧伤早期清创如操作得当准确性较好,而对于亚急性、慢性创面,容易误伤新生的皮岛,延迟创面愈合。此外,在高挡位操作不当,盲目追求效率,在软基创面容易出现明显的沟槽,导致坑洼不平整的创面床,甚至出血过多。

水刀不是万能的,它只是一种先进的清创设备,清创精确可控,但要实现精准清创,人的因素不可忽视。首先,必须根据创面情况选择合理的清创方式,创面的深度、部位、发展阶段、形成原因不同,水刀清创效果也不同;其次,根据创面情况选择合适的挡位,从低挡位开始清创;再次,术者的经验、手法、耐心、细致程度也至关重要,尤其是对烧伤深度、组织活力的判断,以决定清创的层次。握笔式持握手柄使得外科医师能够凭借精细的手部活动以精确可控的方式进行清创。手柄环形画圈的运动方式较往返移动可减轻创面的沟槽现象。任何器械都有学习曲线,水刀也不例外,只有不断训练提高,才能熟练运用,人机合一,从而达到理想的效果。

3.3.2 水刀清创的安全性和经济性

水刀视野清晰,清创过程精确、细致,可以大大减少对血管、神经、肌腱等重要组织的损伤,手术安全性较高,并发症少,已成为广泛共识。新泽西纽瓦克大学附属医院对该院45例患者进行的一项关于水刀清创的回顾性研究表明,水刀治疗组未出现术后并发症,而对照组则出现4例并发症。然而,血管、神经等组织较为脆弱,清创如不仔细,损伤仍难以完全避免。水刀切割能力较弱,对术者的误伤概率较锐性清创器械大大降低,但根据笔者的经验,术中水流的喷溅时有发生,存在通过微滴、气溶胶等感染术者的风险。因此,水刀清创中术者及相关人员应加强眼睛、呼吸道的保护。

在优先考虑治疗效果的前提下,治疗成本也常是医患双方关注的焦点。水刀是一种先进的清创设备。国外相关研究统计分析结果表明,使用水刀清创可提高植皮存活率,减少清创、换药次数,缩短患者住院时间,从而减少治疗费用。而 Liu 等针对 40 例慢性创面,分别采用水刀和传统清创方法进行清创,对比发现,水刀清创并不能节省治疗费用。在国内,水刀主机价格达数十万元,普通医院往往难以承受;水刀手柄价格高达数千元,为一次性耗材,无法重复消毒使用,导致手术成本过高,限制了该设备在国内的应用和推广,有待进一步改进,以惠及更多的患者。

3.3.3　水刀清创对术中出血量的影响

水刀清创单次切向增量微小,逐层深入,手术视野清晰,可以及时停止,较少误伤大血管,术者对创面出血情况掌控较好。多数研究表明,水刀清创与传统清创方法比较,术中出血量无明显差异,甚至减少。为了减少出血量,有研究者选择向清创系统无菌生理盐水中加入肾上腺素溶液,但结果表明效果并不理想。水刀与电刀不同,没有热效应及止血功能,操作不当或清创过深会引起创面广泛渗血。清创过程中采用肾上腺素溶液湿纱布按压联合电凝止血,可大大减少水刀清创术中出血量。笔者认为,水刀清创术中出血量多少与创面情况及术者操作手法关系密切,术前应评估创面情况并谨慎选择合适的清创方法,术中应选择合适的挡位,保持耐心、细致,手法轻柔,切不可盲目追求清创效率。尽管如此,充分的止血措施准备还是必要的。

3.3.4　水刀清创对创面细菌负荷及术后创面感染率的影响

清创后创面细菌负荷变化情况及创面感染率不仅是清创效果的重要衡量指标,也是影响植皮存活率及创面愈合速度的重要影响因素。水刀手柄优越的操控性、灵活性使其能有效清除清创"死角",减少坏死及感染组织残留。此外,水刀可破坏细菌生物膜,对创面有灌洗作用,能够有效减少创面细菌数量。水刀通过文丘里效应可及时将失活的组织碎片、创面分泌物、细菌生物膜回吸收清除,减轻创面二次污染,并防止细菌性污染物向创面深层扩散,而常规清创器械在清创中则容易导致感染的播散。但也有不少研究表明,水刀清创并不能减少创面细菌负荷,降低术后创面感染率。Kawccki 对 70 例深二度至三度烧伤患者水刀和常规清创器械清创前后细菌负荷进行了微生物学检测,发现两种清创方式的细菌负荷变化差异不大。此外,亦有水刀用于慢性创面及体外实验研究支持这一结果。鉴于此,水刀清创对创面细菌负荷及术后创面感染率的影响值得进一步研究和探讨。

3.3.5 水刀清创对术后疼痛的影响

尽管水刀工作窗口窄,水射流切割作用相对温和,单次切向增量小,清创过程精细,可以达到一定程度的微创效果,但多数研究表明,与传统清创方式相比,水刀清创并不能减轻术后疼痛。

3.3.6 水刀清创对手术次数及植皮存活率的影响

Vanwijek 等利用水刀对 155 例患者的 167 处亚急性和慢性创面进行水刀清创治疗,其中 95% 的创面在清创后即行自体皮移植一次即达到愈合。Gurunluolu、Matsumura 及 Kaweckj 等分别通过各自的研究报道有 67%、72% 和 83% 的患者经一次水刀清创即时植皮达到创面愈合。Kaweckj 等对新泽西纽瓦克大学附属医院 45 例患者进行的一项回顾性研究表明,使用水刀清创使清创次数平均从 1.9 减至 1.2($P<0.005$)。Hyland 等比较了两组二度烧伤儿童采用水刀清创和传统清创方法的清创效果,发现两组患儿术后 10 d 的植皮存活率分别为 94% 和 92%,无明显差异。总的来说,水刀清创具有较好的组织选择性,可有效去除创面坏死组织,保护健康真皮组织,创面床平整、光滑,适宜接受植皮操作,有利于提高植皮存活率,减少手术次数。需要强调的是,对于全层烧伤创面,在水刀清创前需先以锐性清创器械切除干性坏死组织,再以水刀清创,方能获得更佳的清创效果。

3.3.7 水刀清创对创面愈合时间的影响

创面愈合速度与清创深度和效果关系密切:过深,局部组织缺损及微循环破坏过多,延迟创面愈合;过浅则清创不彻底,坏死及感染组织残留,不利于移植皮存活,甚至需要反复清创。创缘是上皮化的起点,创缘的清创效果对创面愈合有直接影响。通过合理清创清除创缘中妨碍表皮细胞增殖及上皮化的衰老细胞和非迁移性细胞,重建有活力的上皮缘,有利于加快创面愈合。水刀可以较好地把握清创层次,并对创缘处理有独特的优势,可以避免常规清创器械"断崖式"的清创结果。因此,理论上,无论是二度烧伤创面清创后通过生物敷料覆盖等手段诱导内源性自愈还是三度烧伤创面清创后自体皮移植治疗,水刀清创较传统清创方法可促进创面愈合,缩短创面愈合时间,而多数临床研究结果却显示两种清创方式的创面愈合时间无明显差异。Hyland 对 61 例儿童二度烧伤创面采用水刀和传统清创方法清创植皮治疗,两组植皮后创面平均愈合时间均为13 d,无明显差别;与 Gravante 等在深二度至三度烧伤创面的研究结果基本一致:水刀清创组创面愈合时间为 11 d,传统清创组为13 d。Caputo 及 Liu 等对慢性创面的研究结果同样显示两组患者创面愈合时间无明显差异。

3.3.8 水刀清创对创面愈后瘢痕增生挛缩的影响

相关研究表明,水刀精细清创可以最大限度地减少对真皮组织不必要的损伤,减轻愈后瘢痕增生挛缩。与此相反,Gravante 等在一项针对87 例深二度至三度烧伤患者的前瞻性随机对照研究中发现,术后6 个月水刀清创组和传统清创组两组患者瘢痕增生挛缩程度无明显差异,这与 Hyland 等采用 VSS 瘢痕评估量表对 61 名二度烧伤儿童创面预后3 个月、6 个月的观察研究结果基本一致,但两者均缺乏长期跟踪随访结果,相关瘢痕监测评估手段亦需要进一步完善和改进。

在创面床准备中,清创术是最根本的措施。而要在一个湿润的创面环境中愈合创面,控制感染和促进上皮再生的举措也同等的重要。

创面清创的 4 条基本原则,缩写为 TIME 原则:T 指清除创面坏死组织(tissue);I 指控制炎症、减轻感染(infection/inflammation);M 指保持创面正常的湿度为肉芽组织生长和创面上皮化创造条件(moisture);E 指去除创缘迁移受损的表皮(edge of wound, non migrating)。如果在日常的创面处理中,我们都遵循了 TIME 原则,则可以明显地发现,水刀技术在所有 4 条原则中都得到了很好的体现。

T(组织):水刀有显著的组织选择性,除干痂外,它能去除其他所有的坏死组织,同时保留健康组织。

I(感染):即使在一些有明显临床感染征象(脓性分泌物)的创面,也能植皮成功。除了可以清除创面滋生的大量细菌以外,水刀技术也能在糖尿病足这样的病例中去除残留的感染及坏死组织。

M(湿润的环境):创面湿度的控制难度较大。分泌物的产生不仅与基础疾病(如静脉性溃疡)直接相关,也与坏死组织和污染物的残留有关,而水刀技术则易于清除后两个因素。

E(上皮再生):我们认为,水刀技术提供的最大进展,就在于经其处理后的创面即刻植皮获得的高成功率。

因此,除了经典推荐的 5 种创面床准备方法,如今我们又有了水刀技术作为第 6 种选择。

当然,清创技术的选择不仅取决于创面的情况,也要考虑到其他因素,如患者的整体健康状况、年龄及并发症等。

创面的即刻植皮减少了住院时间、换药次数和护理时间。该技术的缺点则在于手持件的费用。水刀技术的两个优势在于其对组织的选择性和其处理过的创面适宜即刻植皮。水刀技术获得的植皮高存活率,显示了其疗效,也为创面愈合领域提供了新的视野。

3.4 水刀清创的适应证

Versajet™Ⅱ水动力清创系统适用于:①开放性骨折(暴露肌腱、

肌肉和骨骼的深创面)、骨髓炎,软组织感染的清创。②不规则和复杂轮廓区域创面,如手指蹼、脚趾蹼、鼻唇沟和眼睑、头皮、嘴唇、耳朵、手指、脚趾和乳晕区。③感染性创面,深二度和三度烧伤溶痂后的创面清创与扩创。

　　在烧伤创面处理方面,水刀对于儿童深二度烧伤创面早期清创并配合生物敷料覆盖或自体刃厚皮移植,有较好的治疗效果,报道较多。但对于成人深二度烧伤创面早期清创效果却不尽如人意,因成人真皮厚,质地韧,水刀清创较为困难,使用高挡位清创则容易产生沟槽,导致创面不平整,清创准确性难以掌控。因此,针对成人深二度烧伤创面,建议早期采取保守换药处理,保持创面湿润,促进坏死组织软化、自溶,再进行水刀清创,以提高清创的效果。水刀切割能力较锐性手术器械相对较弱,尤其是对于干燥焦痂及大块坏死组织。因此,水刀不适合单独用于三度烧伤创面早期清创,而宜与手术刀、滚轴刀等常规清创器械配合使用,或溶痂后再行水刀清创。此外,水刀对于亚急性、慢性烧伤创面及烧伤残余创面亦有较好的清创效果。水刀具有创面灌洗作用,对于化学性烧伤,水刀清创可以进一步清除残留在创面表面及表层组织里的化学成分,终止持续损伤,收到较好的清创效果。使用水刀清创按照由浅入深原则将创面表面失活软组织、肌肉脂肪组织、创面异物、组织间隙、创面皮缘完全清理至肉眼可见新鲜组织,清创操作由浅至深、平行创面将整个创面清理干净,直至所有创面新鲜,无坏死组织及异物。

3.5　水刀清创的临床操作

3.5.1　Versajet™ II 水动力清创系统部件与操作

3.5.1.1　Versajet™ II 水动力清创系统部件

　　Versajet™ II 水动力清创系统部件包括主机控制台、脚踏开关、电源线、一次性手柄组件、手柄、泵筒、软管、流入管、高压管、废物排出管。自备无菌生理盐水(大容量袋装最佳)和废物容器(图3.6)。

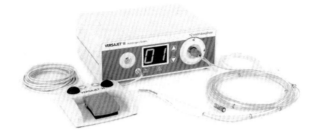

图 3.6　Versajet™ II 水动力清创系统部件

水刀

3.5.1.2　选择手柄

一次性手柄包装在无菌容器中,由自身管道组成,仅供一次性使用。有 3 种不同类型的手柄,它们头端的角度不同,用于切割表面的窗口的长度不同。

选择哪种手柄取决于外科医生的偏好和需要清创的创面的类型。15°/14 mm 手柄非常适合腔洞创面,如枪伤和较深的外伤创面;45°/14 mm 手柄适用于需要清创的较大表面,如烧伤和大的压疮;45°/8 mm 手柄适合于小面积创面和表面不平整且不规则的创面,如耳朵后面、手脚、儿童的面部(图 3.7)。

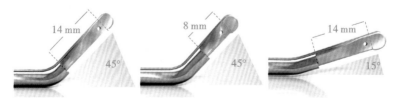

图 3.7　3 种不同类型的手柄

3.5.1.3 功率挡位的选择

针对不同组织类型及创面情况,提供 1～10 挡功率选择,进行有选择性的高效清创。外科医生可以通过如下方法控制切割和削割效果,从 1～10 调整控制台功率设置,以及控制手柄方向控制对手柄的压力。当工作窗与组织呈一定的倾斜角度时,主要操作变为真空抽吸和被污染组织的冲洗。工作窗与组织越平行,就越倾向于强力的组织切除,而越倾斜,就越利于组织的真空抽吸(图 3.8)。

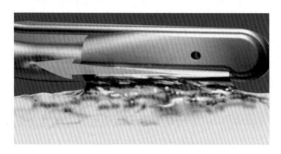

图 3.8 水刀清创

功率挡位的选择:

低(1～3)——较慢的清创,从容的组织选择性。

中(4～6)——较快的清创及较深的失活组织清除。

高(7～10)——更为积极的组织切除,在脆弱的血管和结构(例如神经血管束)附近时要小心(图 3.9)。

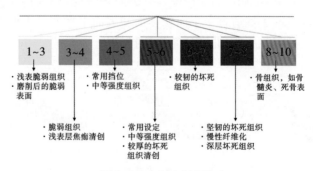

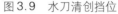

图 3.9 水刀清创挡位

3.5.1.4 工作原理

如前所述,该设备主要包括以下组成部分:控制台、一次性手柄、高压水流管路、脚踏开关等。

整套系统采用脚踏板控制。无菌生理盐水流经控制台后获得加压。在高压下,无菌盐水的细流被加速后获得高速,从而进入成一定角度的无菌的一次性手持件。盐水水流通过手持件远端一个缝隙后,向后方射出,并立即被吸入收集管中。由此便形成一个局部的文丘里效应,同时产生抓取、切割和移除目标组织的效果(图3.10)。

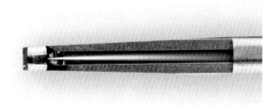

图3.10　一次性手柄

3.5.2　Versajet™ II 水动力清创系统安装

(1) Versajet™ II 水动力清创系统安装流程　如图3.11所示。

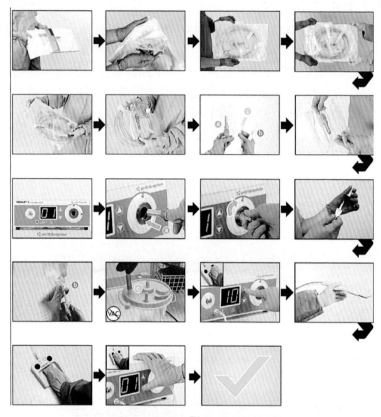

图 3.11　Versajet™ Ⅱ 系统安装流程

（2）Versajet™ Ⅱ 手柄安装流程

1）巡回护士检查手柄外包装盒底端的刀头角度和长度信息，确认是手术所需的手柄型号。同时确认外包装盒手柄的有效期，以确保所使用手柄在灭菌有效期内（图 3.12）。

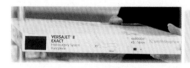

图 3.12　检查手柄外包装盒底端的刀头角度和长度信息

2）将包装袋从纸板箱中取出。检查包装袋以确保密封完好，并且包装袋没有损坏。打开包装袋，确保内层包装袋的无菌性不受损。在无菌条件下由洗手护士将内层包装袋及其内部手柄套件转移到无菌区域内（图3.13）。

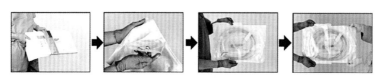

图3.13　检查包装袋

3）洗手护士检查内层包装袋以确保密封完好，并且包装袋没有损坏。打开内层包装袋，将无菌的手柄套件取出，并将其安全地放在无菌区域中，避免管道缠绕和打结（图3.14）。

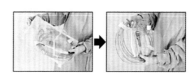

图3.14　检查并打开内层包装袋

4）从塑料壳中取出白色的手柄，并放在无菌区域中，勿将橙色的泵芯筒从包装中取出（图3.15），注意手柄线不要缠绕，建议夹在手术床侧。

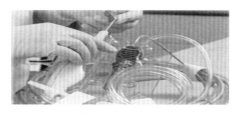

图3.15　从塑料壳中取出白色的手柄

5）将管道上的白色纸带揭去后，展开管道，不要解开或剪断固定废物排出管和高压管的橡皮圈。将流入管、装在塑料壳中橙色泵芯筒和废物排出管交给巡回护士进行后续的系统设置（图3.16）。

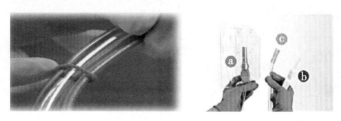

图3.16　将管道上的白色纸带揭去后，展开管道

6）巡回护士应将橙色的泵芯筒从塑料壳中取出并插入位于控制台前方的泵接口中，直至完全就位，然后顺时针旋转至3点钟位置。当正确锁定时，环绕泵接口的环形灯应亮起并显示绿色（图3.17）。

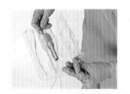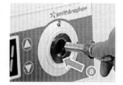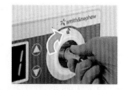

图3.17　安装泵芯筒

警示：只能在将橙色的泵芯筒牢固锁定到控制台中之后方可插入盐水袋穿刺针，不能做到这一点可能导致液体从泵筒中漏出。

7）从盐水袋穿刺针上取下无菌盖子，并将其插入无菌盐水袋中，确保盐水流入管上的节流夹打开（图3.18）。注意：盐水袋必须高出控制台至少60 cm进行系统灌注。

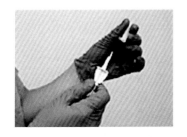
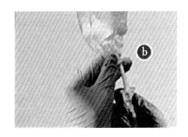

图 3.18　从盐水袋穿刺针上取下无菌盖子,并将其插入无菌盐水袋中

8)将废物排出管路的末端(蓝色尖端)连接到废物容器上(图 3.19),不得连接到具有过滤器的端口上或者标注有"VACUUM(真空)"的端口上。您必须确保废物容器的盖子上有一个额外的开放端口。确保盐水流入管、高压管和废物排出管中不存在扭结或者其他外来阻塞。

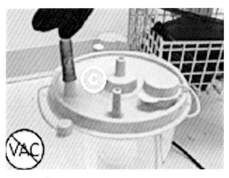

图 3.19　将废物排出管路的末端(蓝色尖端)连接到废物容器上

9)手柄灌注(图 3.20):①从手柄的尖端上取下保护盖。②保持手柄的安全距离(建议手柄远离病患创面),同时将控制台的功率设定为 10。③踩下脚踏开关,并保持系统运行,直至盐水到达手柄刀头的尖端(必要时调整进水管的高度或角度,协助盐水灌入泵芯处的进水管段)。④当听到"咝咝"声并看到盐水流从刀头喷射

孔流出,并从排出口回吸走,表示系统灌注完毕,灌注大约持续30 s。⑤成功灌注后,松开脚踏开关,并在开始清创前将功率设置降低到1。

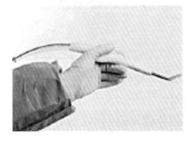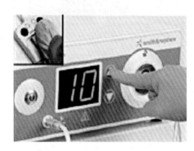

图3.20　手柄灌注

警示:一旦系统灌注,请勿让盐水袋排空。空的盐水袋可能导致空气进入系统中,并需要重新灌注系统。在更换盐水袋时应夹闭管路。

10)在最低的功率设置下开始清创手术,并在必要时将功率提高到正在切除或者清除的组织类型最佳的功率设置(图3.21)。

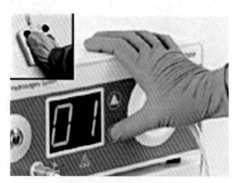

图3.21　功率设置

3.6 水刀清创的注意事项

水刀清创的注意事项：①对于血友病患者或其他凝血障碍患者，或者接受抗凝药物的患者，慎用本设备。②Versajet™Ⅱ可切割软组织。仅适用于从创面切除组织和碎屑，不适合于在空气或氧气中混有易燃麻醉气体的条件下使用。③调高控制台功率设置会导致更强力的组织切除。在靠近精细血管和结构，如神经血管束时，应该谨慎使用。④Versajet™Ⅱ手柄被设计为只可连接Versajet™Ⅱ系统。⑤Versajet™Ⅱ主要用于在手术室环境中使用。只有45°Versajet™Ⅱ Exact手柄（66800041和66800042）适合在手术室外使用。在受控的手术室之外的环境中使用时，应该实施通用感染控制程序。⑥Versajet™Ⅱ Exact 45°手柄在手术室外使用时，请确保治疗区域的周围一圈的地板被覆盖，在治疗完成后清除所有飞溅。⑦总是从最低功率设置开始清创程序，并按照所清创组织类型增加到最合适的功率以避免意外的组织损伤。⑧当创面清创中会遇到骨、肌腱或其他硬组织时，由于硬组织使得无菌生理盐水水流中断，可能会造成过多地喷出或喷雾。⑨对于烧伤造成的硬或皮革状焦痂，建议先使用锐性清创，随后使用Versajet™Ⅱ完成清创，或手术切除清创。⑩生理盐水冲洗液中禁止添加抗生素、药物或其他液体。添加剂可能改变流体动力学，对其性能产生负面影响。⑪不允许生理盐水袋排空，这可能使得空气进入供水管，空气进入供水管将暂时降低设备的效率，并且可能需要重新启动系统。⑫不推荐将废液排出管或连接到废液排出管的任何容器与真空源相连，这可能会增加组织去除的强度。⑬检测废液容器的液平，需要时应该清空。⑭禁止触摸手柄的工作窗中的高压射流。⑮本设备只能使用无菌生理盐水。⑯不推荐在使用Versajet™Ⅱ前预热生理盐水。由于使用高压，在使用过程中会一定程度加热生理盐水。⑰控制台功率设定越高，手柄头端施加的压力越大，生理盐水射流与创面区域接触的时间越长，造成意外组织损伤的可能性就越大。

此外,和传统清创方法一样,水刀清创亦可引起创面广泛渗血,目前尚缺乏术中出血量的准确评估手段。严重烧伤患者多伴有不同程度的凝血功能障碍,术前应积极纠正血小板水平,改善凝血功能。笔者在以往手术过程中注意到,术中出血量和术者操作手法有很大关系,选择合适的挡位,耐心细致地操作,精细清创,并采用肾上腺素溶液湿纱布按压联合电凝止血,可大大减少水刀清创术中出血量。

水动力清创系统介绍

3.7　水刀清创的效果评价

水刀对于不同原因引起的烧伤创面清创效果不同。水刀清创过程中对创面有冲洗作用,因此对化学物质引起的烧伤较传统清创方法有更好的效果,可减少化学物质残留,终止继发损伤。电击伤损伤较深,往往伴有肌肉、肌腱等韧性组织的损伤,水刀清创效果不如常规锐性清创器械。

水动力清创系统在清创的过程中可以用最快捷、最简单的方法,彻底而且有效地清除创面的污染物和坏死组织,同时在清创的过程中,可以快速去除创面周围清除的坏死组织及异物,一方面减少不必要的损伤,另一方面减少二次污染,为术后患者尽快恢复提供了条件,减轻患者的经济负担。

大量临床研究表明,清创部位对不同清创方式的清创效果有较

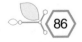

大影响。水刀操控性、灵活性好,对于头面部、手足、腋窝、腹股沟等外形不规则、表面凹凸不平、常规清创器械难以发挥作用的部位具有明显优势,较传统清创方法可以大大节省清创时间,提高清创植皮效率,改善愈后外观和功能。

水刀清创存在以下问题:在水刀的高压水射流遇到坚硬的骨组织时,易出现冲洗液雾化喷溅现象,如患者存在血液传播疾病,对医护人员健康存在潜在风险。如创面污染严重,病原菌也有可能通过雾化气溶胶污染手术室空气,增加患者间交叉感染风险。该问题在其他研究中也曾提到,故我们建议在使用水刀清创时可对操作区域覆盖透明敷料防止喷溅。在水刀清创操作过程中操作灵活,可以精准掌握清创深度和范围,但由于其高速水射流无组织选择性,清创操作过程中仍然存在传统清创易出现的神经血管组织误伤问题,所以其在使用时尚存在误伤神经血管组织导致大出血或患肢功能障碍的风险。水刀高压水射流同常规手术利器一样锐利,术中仍需谨慎操作避免划伤手指,降低医务人员感染风险。这些不足之处就要求我们在临床操作中仍然要由富有经验的高年资医师完成清创操作。除以上提到的方面,水刀清创系统更适合对较大面积严重损伤创面的处理,主要限制条件是目前水刀机头部位无法灭菌后重复利用,设备重复使用率低,这也就进一步提高了患者的医疗费用,不符合我国国情。如果能够降低水刀手持件的成本或设计出可以反复灭菌消毒多次利用的手持机头,该技术的应用范围将进一步扩大。

3.8 水刀清创在烧伤创面治疗中的应用评价

创面清创不彻底、坏死组织残留、术后创面感染是烧伤患者清创植皮失败导致残余创面形成的主要因素。因此,彻底清创是提高植皮存活率的关键。水刀手柄规格多样,工作窗口小,操控性、灵活性好,使其较常规清创器械更适于对烧伤残余创面进行清创,可有效清除清创"死角",减少坏死组织、创面分泌物残留。水刀在切除坏死组织的同时对创面有冲洗作用,并可通过文丘里效应及时将失活的组织碎片、创面分泌物、细菌生物膜回吸收清除,减轻创面二次污染,而常规清创器械在清创中则容易导致感染的播散。有研究表明,水刀清创可使亚急性、慢性创面的细菌负荷显著降低。

创面愈合速度与清创深度和效果关系密切。组织剪、手术刀等常规锐性清创器械"一刀切"的清创方式往往难以准确掌握清创的深度,容易导致健康组织缺损及创面局部微循环破坏过多,创面愈合延迟。创缘是上皮化的起点,创缘的清创效果对创面愈合有直接影响。通过合理清创清除创缘中妨碍表皮细胞增殖及上皮化的坏死细胞、衰老细胞及非迁移性细胞,重建有活力的上皮缘,有利于加快创面愈合。烧伤残余创面创缘走行不规则,且有较多坏死组织附着,常规清创器械"断崖式"的方法容易导致过度清创,不利于上皮细胞移行及创面愈合。水刀清创精细、温和,对创缘处理有独特的优势。水刀清创单次切向增量为 $50 \sim 100$ μm,远低于传统清创方法,可有效预防清创过度;且水刀清创具有组织选择性,即准确地清除坏死组织而最大限度地保留正常组织,从而实现精准清创。因此,使用水刀清创,在彻底清除坏死及感染组织的同时,可较好地保留正常组织及局部微循环,有利于加快创面愈合。

3.8.1　水动力清创系统在严重烧伤患者创面清创中应用病例

大面积深度烧伤患者治疗后期常会遗留大小不等的残余创面,治疗较为棘手,迁延不愈,严重影响了患者救治的进程。再次清创植皮治疗是大面积残余创面修复常用的治疗手段。但此类创面表现复杂,基底高低不平,边缘不规整,正常组织与坏死组织相互交错分界不清,且多伴有多重耐药菌顽固感染,彻底清创难度较大。传统使用手术刀、滚轴刀、组织剪、有齿镊等常规手术器械的清创方法,对于此类创面的清创效果并不理想,难以彻底清除坏死及感染组织,植皮后创面再次感染率较高,植皮存活率低,且因伴有较多正常组织损伤,创面愈合时间较长。因此,对于大面积烧伤残余创面的修复,迫切需要更先进的清创工具,采用更科学的清创方法。水动力清创系统作为近年国内引进的一种先进的清创设备,相较于采用手术刀、组织剪等常规手术器械的传统清创方法,水刀清创手术视野清晰、操控性好、安全性高,最大的优点是具有高度的组织选择性,可实现精准清创。水刀在国外用于烧伤早期创面清创已有 10 多年,其应用价值日益受到业内人士的广泛关注和认可。

大面积深二度
烧伤

【典型病例 3.1】 头面颈、躯干、双上肢火焰烧伤 20% TBSA 三度 15%

(1)简要病史　患者男性,18 岁。主诉:头面颈、躯干、双上肢火焰烧伤伴创面疼痛 2 h。急诊以"头面颈、躯干、双上肢火焰烧伤 20% TBSA 三度 15%,吸入性损伤"为诊断收入院治疗。查体:创面分布于头面颈、躯干及双上肢,总面积约 20%,头面颈部肿胀明显,口唇呈"鱼嘴样",创面散在分布、深浅不一,面颈部、前躯干、双前臂及双手背部共约 15%,创面基底苍白或焦黄色焦痂形成,质地硬,部分呈皮革样,部分可见"树枝样"栓塞血管,创面干燥、渗出少,触痛迟钝,余 5% 创面基底红白相间,质地略韧,触痛(+),伴少量淡黄色浆液性渗出。

(2)治疗过程　入院后给予患者吸氧、超声雾化吸入、补液复苏抗休克、抗感染、预防应激性溃疡、创面清创换药等治疗,入院后检测血气分析提示氧分压持续下降,呼吸困难进行性加重,急诊行气管切开术,病情平稳后于入院后第 4 天在全麻下行双上肢深度创面削痂自体皮游离移植术,术后给予抗感染、补液营养代谢支持及对症治疗,术后检创,双上肢术区移植皮片成活良好。经定期创面换药治疗后患者面颈部及前躯干创面坏死组织痂皮大部分溶痂脱落,基底成新鲜肉芽,伴稀薄分泌物、少量坏死组织附着,创面约5% TBSA,术前连续3次创面细菌培养阴性。入院后第47天,在全麻下行面、颈、躯干肉芽创面水动力清创,自体大张中厚皮游离移植术,术中面颈部及前躯干肉芽创面应用"水刀"清创(平均每1% TBSA 创面清创时间为1.5 min),清创后创面基底组织新鲜、清洁、平整,无坏死组织残留,术区创缘过渡自然,水刀清创后依次应用1.5%过氧化氢、生理盐水反复冲洗术区创面;于右大腿取5%大张中厚皮片,游离移植至清创后的面颈部及躯干创面,应用 VSD 材料覆盖固定面、颈、躯干植皮术区,连接负压源〔-10.67 kPa(-80 mmHg)〕,持续负压吸引模式,术中出血约280 ml。术后给予抗感染、补液支持对症治疗。术后第7天检创拆除负压封闭引流,植皮存活率为97%。术后第11天再次检创,植皮创面完全封创。术后4个月随访,植皮成活良好,伴色素沉着及轻度瘢痕增生,下颌及颈部无明显功能障碍。

(3)专家点评 该患者为头面、颈、双上肢烧伤,创面散在分布、深浅不一,深二度和三度创面主要分布在下颌、颈部、双上肢,浅创面及深度创面交错移行,尤其面颈部这种特殊部位,皮肤较薄,但血运丰富,愈合能力相对较强,此部位皮下缺少强劲的横纹肌和骨组织,组织属性、结构复杂,若早期行切削痂植皮手术,清除痂皮深浅不易控制,出血量较大,大张自体皮移植不成活风险较高,所以在颜面、颈部能够自愈的浅创面和部分深二度创面愈合后,对溶痂偏深的深二度和三度创面应用水刀扩创,充分发挥了水刀清创彻底、创面清洁度高的优势,消除了细菌二次污染植皮区、造成植皮不成活的风险,几乎达到了植皮成活率的100%,取得了良好的临床治疗效果。

(4)病例照片资料 图3.22。

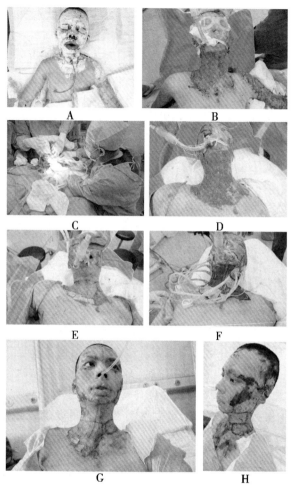

图 3.22　面、颈、躯干肉芽创面水动力清创、自体大张中厚
皮游离移植、负压封闭引流术

A. 入院时面颈部创面　B. 伤后第 47 天术前面颈部创面情况：创面坏死组织痂皮大部分溶痂脱落,基底呈新鲜肉芽组织,伴稀薄分泌物、少量坏死组织附着　C. 面颈部肉芽创面行水刀清创　D. 水刀清创后创面基底组织新鲜、清洁、平整,无坏死组织残留　E. 移植中厚大张皮片　F. 负压封闭引流固定　G. 术后第 7 天检创　H. 术后第 11 天检创

（李金松）

3

【典型病例 3.2】 四肢、躯干热金属烧伤 53% TBSA 三度 40%

(1)简要病史 患者男性,56 岁。四肢、躯干被热钢水烧伤后于当地医院救治。诊断:四肢、躯干热金属烧伤 53% TBSA 三度 40%,伤后 7 d 行"四肢切削痂、自体微型皮片移植术"。于伤后 18 d 转院,入院时高热,体温 39.6 ℃,全身状况较差,四肢和臀部尚有约 17% TBSA 创面未愈,以臀部及双下肢为主,分泌物较多、稀薄,部分创面坏死组织未脱落,创面分泌物细菌培养为肺炎克雷伯菌。

(2)治疗经过 入院后给予应用全身抗感染药物、营养代谢支持、创面积极换药等治疗。入院后第 8 天,在全麻下行双下肢、臀部残余创面水刀清创术+自体邮票状刃厚皮游离移植术。术后皮片成活好,15 d 后出院。术后半年随访,见创面完全愈合,伴色素沉着及轻度瘢痕增生,肢体功能无明显障碍。

(3)专家点评 外科清创是严重烧伤患者治疗后期较大面积残余创面修复的重要步骤,其目的是去除坏死组织及创面分泌物,为自体移植修复进行创面床准备。烧伤残余创面多感染严重,且由于创面深浅不一,残留的坏死组织、肉芽创面与正常组织相互交错,清创难度大。Versajet™Ⅱ水刀操作窗口小(8~14 mm),手柄有多种规格(不同弧度和长度),清创能力强弱可通过调节挡位(功率)和施加在手柄上的压力大小、接触角度轻松掌控。清创的灵活性、操控性、彻底性大大增强,便于对复杂创面进行清创。水刀独特的工作原理使其对残余创面坏死及感染组织的清创与扩创、冲洗、回吸收等过程自动、高效地序贯完成,大大优化了清创流程。该病例的治疗结果显示,水刀清创干净彻底,可降低术后创面再次感染风险,提高植皮成活率,同时减轻瘢痕形成,缩短患者的住院治疗时间,节省医疗费用。

(4)病例照片资料 图 3.23。

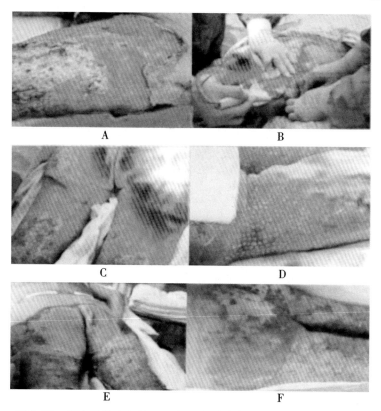

图 3.23 钢水烧伤患者行双下肢、臀部残余创面水刀清创＋自体邮票
状刃厚皮游离移植治疗

A.清创前左大腿残余创面边缘不规则,创面有稀薄分泌物,并伴散在残留
坏死组织 B.残余创面水刀清创术中 C.水刀清创后创面清洁,基底平整,创
缘过渡自然 D.取患者头部刃厚皮制成邮票状皮片行间隔移植 E.清创植皮
术后 3 d,内层敷料干洁,创面无明显渗出,移植皮片颜色红润,与创面贴合紧密
F.术后半年,双大腿创面完全愈合,伴色素沉着,轻度瘢痕增生

（朱世辉）

【典型病例3.3】 全身热液烫伤62%TBSA深二度15%,三度15%

(1)简要病史 患者男性,51岁。面颈、躯干、四肢热液烫伤伴疼痛6 h。患者入院前6 h于工作中不慎跌入半米深煮木材池中,约4 min后爬出热水池,感皮肤剧痛,脱去衣物,急诊来医院就诊,以"全身热液烫伤62%TBSA深二度,三度15%"收治入院。查体见创面分布于面、颈、躯干、四肢,总面积约62%,创面散在大小不等水疱,部分腐皮已撕脱,基底大部分红润,部分红白相间或苍白,渗出较多,创面肿胀明显,部分创面痛觉迟钝。

(2)治疗过程 入院后给予患者低流量吸氧、抗休克补液、全身抗感染药物应用、维护脏器功能、预防应激性溃疡、创面清创等治疗。入院第10天,在全麻下行四肢深度创面切削痂自体微型皮移植术,植皮面积15%TBSA,术后给予抗感染,补液营养代谢支持等治疗。术后第10天,查创面见四肢创面大部分皮片成活,右大腿及膝部约1%的自体皮片脱落,基底见间生态组织及红色肉芽,创面细菌培养为金黄色葡萄球菌。术后第11天,患者神志清,一般状态可,生命体征相对平稳,于当日在全麻下行右下肢未愈创面1%TBSA水刀清创自体邮票状刃厚皮游离移植术。术后给予抗感染及补液营养代谢支持等对症治疗,术后第7天检创,右下肢创面移植自体皮片全部成活,成活率为100%。术后6个月随访,创面全部封闭,伴轻度瘢痕增生,肢体功能无明显受限。

(3)专家点评 水刀清创系统比传统清创方法更方便快捷,能够有效缩短术中清创时间,清创时间的缩短意味着能减少术区暴露的时间,在一定程度上能够降低创面感染的风险,创面渗血时间缩短,减少麻醉及手术时间,降低手术风险;同时由于清创、冲洗,盐水及污物吸引融为了一体,降低了毒力较强的致病菌再次定植、侵袭创面的风险,从而提高了植皮成活率,减轻了患者痛苦,缩短了住院时间。

(4)病例照片资料 图3.24。

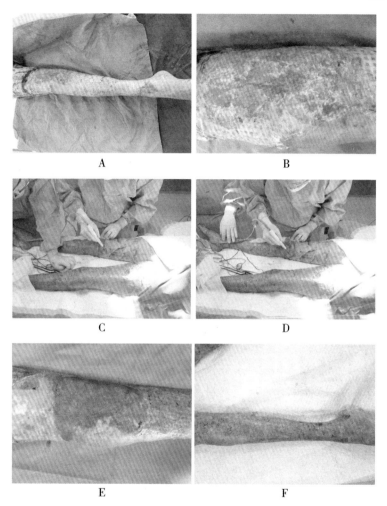

图 3.24　右下肢创面"水刀"清创自体邮票状刃厚皮游离移植术

A、B. Meek 植皮术后第 10 天创面　C、D. 水刀清创植皮术术中操作　E. 水刀清创后创面　F. 水刀清创植皮术后第 7 天创面检创

（郑　旺）

3

【典型病例3.4】 全身烧伤80% TBSA 三度20%

（1）简要病史　患者男性，48岁。全身火焰烧伤伴创面疼痛4 h。患者入院前4 h室内煤气泄漏爆燃致全身烧伤。以"全身烧伤80% TBSA 三度20%，吸入性损伤"为诊断收入院。查体见创面分布于全身，总面积约80%，头面颈部肿胀明显，口唇呈"鱼嘴样"，创面大小不等水疱形成，部分破裂、腐皮撕脱，基底大部分红白相间，质地略韧，伴淡黄色浆液性渗出，前躯干、双上肢创面大部分基底苍白，渗出少，质地较韧，触痛迟钝，余部分创面基底红润、渗出较多、呈淡黄色浆液性，质地较软，触痛敏感。双手指甲撕脱，指端末梢凉，血运可。

（2）治疗过程　入院后给予患者吸氧、超声雾化吸入、补液抗休克、抗感染、预防应激性溃疡、创面清创换药、烧伤远红外线照射等治疗，休克期度过平稳。入院后第34天，全身创面约20% TBSA未愈合，主要集中于双下肢、约13% TBSA，创面大部分溶痂，痂皮脱落后见基底呈浅红色肉芽，附着部分黄褐色坏死组织及部分间生组织，部分松动脱痂下伴黄色稀薄分泌物，双下肢创面分泌物微生物培养为近平滑假丝酵母菌。完善术前准备后，在全麻下行双下肢创面水动力清创、自体皮游离移植术。麻醉满意后，常规术区消毒，铺设无菌单，在头皮止血带下应用10 ml注射器给予头皮皮下注生理盐水500 ml，应用气动取皮器于头皮及双大腿背侧取9%刃厚皮，制备0.75 cm×0.75 cm规格邮票状皮片备用，双下肢创面剥痂冲洗后应用水刀清创（平均每1% TBSA创面清创时间为1.6 min），清创至新鲜基底组织，出血活跃，清创时应用肾上腺盐水纱布和双极电凝跟踪止血，水刀清创后创面基底组织新鲜、清洁、平整，游离移植自体刃厚邮票状皮片，植皮后局部加压包扎。术后给予抗感染、补液营养支持及对症治疗，术后第5天检创，植皮存活率为100%，移植皮片间创面连续细菌培养阴性，定期换药治疗创面愈合良好。术后6个月随访，植皮区无破溃，色素沉着明显，有轻度瘢痕增生。

（3）专家点评　①手术时机选择正确，伤后34 d，大部分保痂创面已溶痂，剥痂容易，出血少，剥除痂皮后充分暴露创面基底，术区符合水动力清创系统"吃软不吃硬"的特点。②对已溶痂的创面，水刀清创准确，层次清晰，对健康组织损伤较小，最大程度保留了健康的肉芽组织。③水动力清创后创面基底出血较活跃，选择适当的止血工具及清创过程中的严密跟踪止血在手术中尤为重要，双极电凝具有止血充分、对健康组织损伤小的特点，加上及时的肾上腺盐水纱布压迫止血，最大程度减少了术中出血。④术后移植皮片间隙的创面连续细菌培养阴性间接证明水动力清创彻底，创面清洁度高，细菌清除率高。

（4）病例照片资料　图3.25。

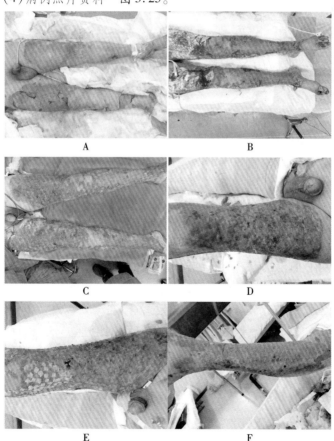

A

B

C

D

E

F

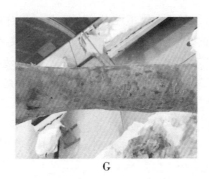

G

图3.25 双下肢创面水动力清创、自体皮游离移植术

A. 入院时双下肢创面 B. 入院后第34天双下肢创面 C. 双下肢水刀清创后创面 D. 术后第5天左大腿检创 E. 术后第5天右大腿检创 F. 术后第5天左小腿检创 G. 术后第5天右小腿检创

（李　昕）

【典型病例3.5】 全身烧伤80% TBSA 三度30%

（1）简要病史 患者女性，24岁。全身火焰烧伤后1 h住院。临床诊断：全身烧伤80% TBSA 三度30%，吸入性损伤。

（2）治疗过程 入院后给予患者抗休克液体复苏、吸入伤治疗、全身应用抗菌药物、预防并发症、营养代谢支持、止痛镇静、创面清创换药等治疗。于伤后第4天在全麻下行右上肢、双下肢切痂、自体刃厚皮微型皮片游离移植术（Meek植皮术），术中取自体刃厚皮约5%，切痂植皮面积约20%，术后由于继发感染，植皮成活不良。几次创面微生物培养结果分别为嗜麦芽假单胞菌、铜绿假单胞菌、假丝酵母菌。经敏感抗菌药物应用、加强营养代谢支持、加强感染创面的换药治疗，其右上肢、双下肢第一次手术后的创面感染得到控制，创面逐渐变得新鲜。于伤后第27天、第一次术后第22天行"头部、躯干、右大腿自体皮取皮术，双下肢水动力扩创、自体刃厚皮片游离移植术"，术中取自体刃厚皮约9%，植皮面积约20%，术后3 d检创见植皮成活率98%，术区细菌培养阴性，患者全身感染得到有效控制。

（3）专家点评　该患者右上肢、双下肢深度烧伤创面早期切痂自体刃厚皮微型皮片游离移植术（Meek 植皮术）后,由于感染导致植皮失败,经全身和局部采取多种保守治疗手段,全身感染及局部创面感染得到了一定程度的控制,在充分准备下利用水动力清创系统(水刀)为患者进行了扩创自体皮移植术,植皮成活率高,术后全身和创面的感染得到完全控制,为最终治愈奠定了基础;值得注意的是,由于双下肢用水刀扩创时加用了止血带,所以水刀清创时植皮区出血较少,这就提示我们在用水刀对四肢感染性肉芽创面清(扩)创时,使用止血带,可大大减少出血量,避免术中血流动力不稳定,影响手术效果及患者术后的全身状态。

（4）病例照片资料　图 3.26。

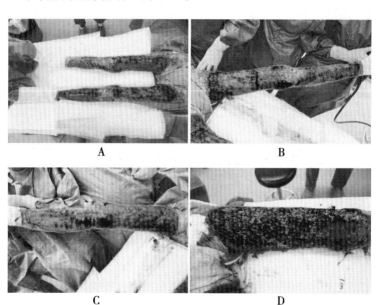

A B
C D

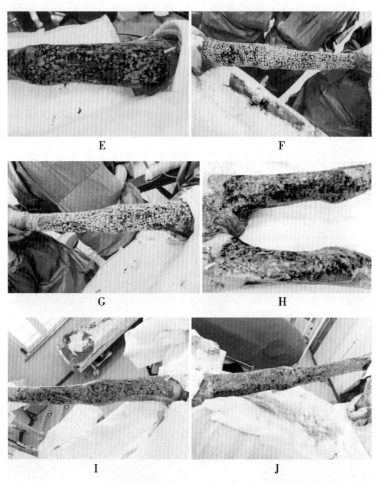

图 3.26　双下肢水动力扩创、自体刃厚皮微型皮片游离移植术

A、B、C. 术前双下肢创面情况　D、E、F、G. 双下肢水刀扩创后自体皮游离移植术　H、I、J. 术后第 3 天双下肢术区检创

（牟　斌）

【典型病例3.6】　全身烧伤85% TBSA 三度20%

（1）简要病史　患者女性,49 岁。2018 年 5 月 19 日被天然气火焰烧伤后 1 h 后住院。临床诊断:全身烧伤85% TBSA 三度20%,吸入性损伤。烧伤创面分布全身,三度创面分布在双上肢、躯干等部位。

（2）治疗过程　入院后经抗休克、全身抗感染防治用药、防治并发症、营养代谢支持、吸入性损伤治疗、创面换药等治疗,伤后第30 天大部分创面愈合;双上肢上有约 13% TBSA 的深度创面未愈,大部分痂皮脱落、肉芽组织形成。于 2018 年 6 月 20 日在全麻下行头部、腹部自体刃厚断层皮取皮术,双上肢创面水动力清创、自体皮游离移植术,术中用 Versajet™ Ⅱ 水动力清创系统对双上肢创面彻底清创,设备强度调至 2~3 挡,手术过程顺利,术后检创皮片成活率近 100%,患者于术后 15 d、住院 45 d 治愈出院。

（3）专家点评　该患者虽然是大面积烧伤,但创面以二度为主,同时因伴有吸入性损伤,故早期以休克复苏、感染防治、积极治疗吸入性损伤、预防并发症为主,创面以保守换药治疗为主,待浅度创面愈合,深度创面溶痂,肉芽形成后,利用水刀清(扩)创、自体刃厚皮游离移植,一次性彻底封闭了创面,临床效果满意。

（4）病例照片资料　图 3.27。

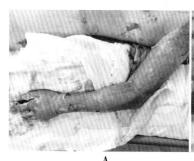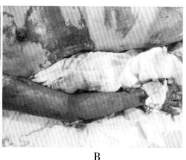

A　　　　　　　　　　　　　　　B

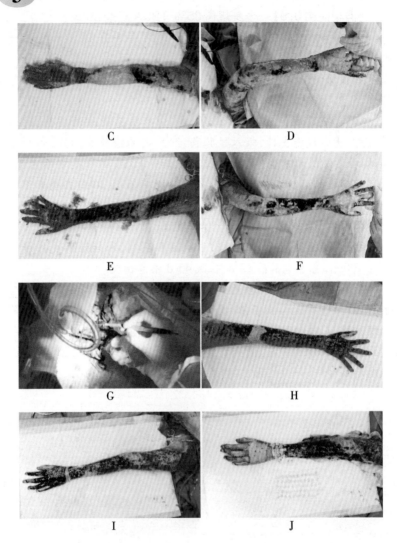

C

D

E

F

G

H

I

J

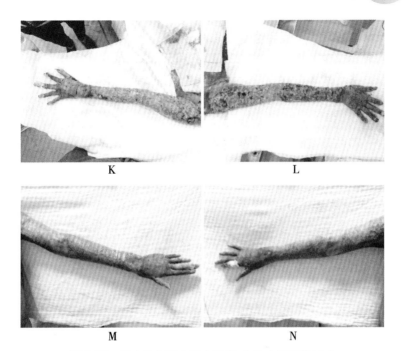

图3.27　双上肢创面水动力清创,自体皮游离移植术

　A、B.入院时双上肢创面　C、D、E、F.术前双上肢创面　G、H、I.J.双上肢水动力清创、自体皮游离移植术　K、L.术后第2天双上肢术区检创　M、N.术后60 d随访,双上肢情况

(李　昕)

【典型病例3.7】　头、面、颈、双上肢烧伤15% TBSA 三度14%

　(1)简要病史　患者男性,48岁。头、面、颈、双上肢火焰烧伤,创面疼痛,呼吸费力12 d。患者12 d前因车祸致汽车起火烧伤头、面、颈、双上肢,创面疼痛,吸入热烟雾导致呼吸困难,伤后于外院就诊,经治疗12 d后病情稳定转院。临床诊断:头、面、颈、双上肢烧伤15%TBSA 三度14%,重度吸入性损伤,多发肋骨骨折,闭合性肺挫伤,胸腔积液,肝挫裂伤,肾上腺血肿,急性呼吸衰竭。查体:生命

体征平稳,左肺中下野呼吸音减弱,左侧胸腔闭式引流术后,双侧肋骨区压痛阳性,无明显畸形及骨擦感。烧伤专科检查:创面分布于头、面、颈、双上肢,总面积约为15%TBSA,右上肢切开减压术后,右手、右耳干性坏死,左手2、3、4、5指末节部分干性坏死,余创面大部分为棕、褐色质韧焦痂,干燥,触痛(-),约1%创面基底红白相间,触痛(+),渗出中等,水肿,疼痛敏感。

(2)治疗过程 患者入院后给予全身应用抗生素、预防应激性溃疡、营养代谢支持、创面换药治疗。分别于入院后第8天、24天、46天行创面扩创、自体皮游离移植、坏死肢体截除等手术,术后植皮大部分成活良好,但扩展缓慢,剩余面颈部约3%TBSA创面未愈,基底呈新鲜肉芽,有少许分泌物,创面细菌培养结果为MRSA(耐甲氧西林金黄色葡萄球菌),双眼部周围创面长期未愈致双眼睑外翻,结膜角膜长期暴露感染导致双眼结膜充血水肿、角膜混浊溃疡、视物模糊。于入院后第58天在手术室全麻下行面颈部创面水刀扩创、自体皮游离移植术。麻醉满意后,常规术区消毒,铺无菌巾,面颈部肉芽创面应用水刀扩创(平均每1%TBSA创面清创时间为1.5 min),在大部分创面扩创完成时,患者突然出现血压下降、心率增快,考虑为术区失血导致,立即暂停手术操作,给予术区创面肾上腺素纱布压迫止血并予输血、快速补液及血管活性药物治疗,待生命体征平稳后继续手术,清创后创面基底组织新鲜,清洁,平整,依次用1.5%过氧化氢、生理盐水反复冲洗创面,于右下肢取约3%中厚皮制成邮票状皮片移植于面颈部扩创后创面,应用溶菌酶及无菌纱布包扎固定,术毕,给予抗感染、补液支持及对症治疗,术后检创,皮片存活率97%。

(3)专家点评 耐甲氧西林金黄色葡萄球菌(MRSA)是导致烧伤残余创面形成和经久不愈的主要致病微生物,目前的药物和功能敷料几乎对其没有明显的效果,传统的清(扩)创手术方法往往由于无法彻底清除细菌或术中二次污染导致创面MRSA再次感染致使自体皮移植失败;该病例是由于MRSA感染导致颜面肉芽创面不断扩大,加上患者烧伤后睑缘缺损、眼睑闭合不全形成结膜和角膜炎,角膜表面溃疡,视物能力下降,随时有角膜穿孔、失明的风险;在轮番应用了多种抗感染的外用药物及功能敷料进行创面换药治疗无效的情况下,再考虑到传统的清(扩)创方法不能彻底控制 MRSA 感染,医生选用了 Versajet™ Ⅱ 水动力清创系统对 MRSA 感染的颜面、颈部残余烧伤创面进行清创,达到了清创彻底,降低受皮区细菌二次污染定植、感染发生的可能,保证了移植的自体皮片近百分之百的成活,不但彻底封闭了顽固的残余创面,也为控制和治疗严重的结膜、角膜炎奠定了坚实基础,避免了因感染导致角膜穿孔、眼睛失明的情况发生。

该病例颜面、颈部水刀清创面积为 3% TBSA,虽然手术面积不大,但清创时出血速度快、失血量较大,术中曾出现血压下降的危险情况,经及时停止手术操作并进行止血、输血、快速补液才将血压升至正常,说明在血运丰富和(或)感染严重的部位使用水刀清创时要采取有效措施加强术区创面的止血,既要发挥水刀清创快速、精准、彻底等优势,又要避免由于短时间清创面积大、小血管破裂和毛细血管破裂渗血不能得到有效止血而导致大量快速失血的弊端。

(4)病例照片资料　图 3.28。

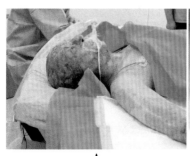

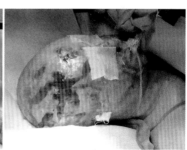

A　　　　　　　　　　　　B

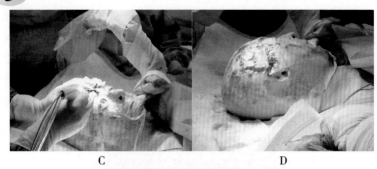

C   D

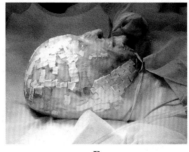

E

图3.28　面颈、双上肢创面水刀扩创，自体皮游离移植术

A、B.面颈部创面术前照片　C.术中行水刀扩创照片　D.清创后创面照片　E.移植皮片后照片

（邵铁滨）

3.8.2 水动力清创系统在电烧伤患者创面清创中应用病例

【典型病例3.8】 头颈、躯干、右上肢、双下肢高压电烧伤6% TBSA 三度2%、四度3%

（1）简要病史　患者男性，49岁。高压电致伤，意识不清6 h入院。患者于入院前6 h于工程车上操作时，颈部与高压线接触被6.6 kV高压电击伤。入院后诊断：头颈、躯干、右上肢、双下肢高压电烧伤6% TBSA 三度2%、四度3%。查体见创面分布于左后颈部、右前臂尺侧、右侧躯干、左肩部、右大腿外侧、右侧臀部、左小腿，创面

以左后颈部为最重、皮肤软组织可见 16 cm×5 cm 组织缺失、周边皮肤软组织烧焦,创面可见腮腺、周围肌肉组织外露,右前臂尺侧、右侧躯干、左肩部皮肤焦化、皮革样外观,右大腿为皮革样点状创面,留置导尿为血红蛋白尿,创面总面积 6%,深达肌肉组织创面约 3% TBSA。

(2)治疗过程 入院后给予患者补液复苏、碱化尿液、抗感染、预防应激性溃疡、创面清创换药、相关科室会诊等治疗。病情平稳后,于伤后第 5 天全麻下行左颈部扩创和股前外侧肌皮瓣游离移植术、右上肢深度创面切痂缝合和负压封闭引流术、双下肢深度创面切痂缝合术。经过创面换药后,于伤后第 20 天全麻下行左肩部、右侧躯干季肋部深度创面扩创和负压封闭引流术,右上肢、左大腿创面扩创和自体皮移植术。伤后第 41 天于全麻下行右侧躯干季肋部深度创面扩创和水动力清创,清除坏死肋骨,行自体皮移植、负压封闭引流术,清创后创面基底组织新鲜、清洁、平整,无坏死组织残留,术区创缘过渡自然。水刀清创后依次应用 1.5% 过氧化氢、生理盐水反复冲洗术区创面:于右大腿取 2% 大张薄中厚及刃厚皮片,皮片移植修复右躯干创面,应用钉皮器固定,用 VSD 材料覆盖固定躯干植皮术区,连接负压源[−10.67 kPa(−80 mmHg)],持续负压吸引模式。术后给予抗感染、营养代谢支持治疗,术后第 7 天检创,拆除负压封闭引流,植皮存活率为 99%。术后 6 个月随访、创面愈合,植皮区弹性较好,轻度瘢痕增生。

(3)专家点评 ①电烧伤骨外露的创面经过换药或者扩创和负压封闭引流技术治疗,部分外露骨组织常常被肉芽组织覆盖,传统清创方式常以手术刀柄或镊子刮除肉芽,这种粗犷的操作可能导致已经被肉芽组织覆盖的肌腱及骨组织再次外露而造成植皮封闭的困难和尴尬。水刀可将不同韧性、弹性的组织精确分离,有效清除创面坏死组织及污物,切割动力来源于水动能,不产生热效应,避免对创周正常组织、结构造成损伤;术中若控制得当,出血量少,可缩短术中止血时间、降低止血难度、操作精准有效,改善了传统手术的不足。②与传统清创方式比较,水刀清创后创面基底组织新鲜、清洁、平整,无坏死组织残留,术区创缘过渡自然,术区植皮愈合后平整瘢痕轻。需要精准清创的手术尤为值得推荐。

(4)病例照片资料 图3.29。

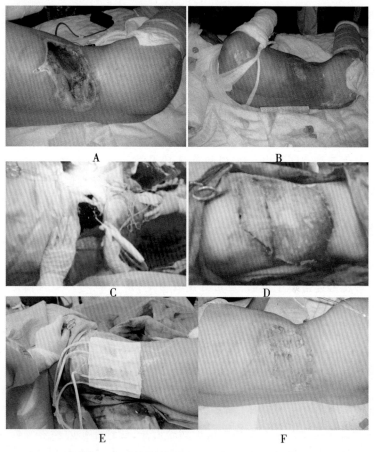

图 3.29 右侧躯干深度创面扩创水刀清创、自体皮移植、负压封闭引流术

A. 右躯干伤情 B. 经过第一次手术清创负压引流后的创面情况 C. 术中创面水刀清创情况 D. 薄中厚及刃厚皮片移植修复右躯干创面 E. VSD 治疗 F. 右躯干第 2 次补植小皮片 5 d 后的情况

(牟 斌)

【典型病例 3.9】 双上肢、躯干高压电烧伤 6% TBSA 三度 1%、四度 4%

（1）简要病史 患者男性，41 岁。因"双上肢躯干高压电烧伤 7 h"入院。患者入院前约 7 h 工作中被 10 kV 高压电烧伤双上肢及躯干。入院后临床诊断：双上肢、躯干高压电烧伤 6% TBSA 三度 1%、四度 4%，左手、左前臂中 1/2 以远干性坏死。查体见创面位于双上肢、前躯干，总面积约 6% TBSA。左手及左前臂中 1/2 以远炭化干性坏死，左手拇指、示指第一指间关节离断、皮肤骨质炭化，左上肢肿胀明显、尺桡动脉无法触及；右上臂内侧创面深达肌肉，部分肌肉坏死、断裂、炭化，肱动脉搏动未触及，肿胀明显；右前臂、右手皮温低于正常，毛细血管充盈缓慢，颜色略暗，右侧尺桡动脉搏动消失，尿液呈血红蛋白尿。

（2）治疗过程 入院后给予患者吸氧、补液复苏抗休克、抗感染、预防应激性溃疡、创面清创换药等治疗，入院第 2 天在全麻下行左前臂中上 1/3 截肢术，左上臂、左肘部扩创负压封闭引流术，右上臂扩创背阔肌肌皮瓣转移修复术，术后右上臂软组织感染严重，表现为高度红肿，经积极的局部换药治疗和全身应用抗生素，感染得到基本控制，此时左前臂残端、双腋前创面坏死组织完全溶解。于伤后 69 d 在全麻下行双上臂残余创面水刀扩创植皮术、右上臂皮瓣下窦道、感染性无效腔（死腔）开放扩创术。术后 6 个月随访，皮瓣弹性好。

（3）专家点评 该患者是重度高压电烧伤，双上肢毁损严重，由于电烧伤的病理特点是组织"渐进性坏死""夹心性坏死"，所以早期手术难以一次性彻底扩创，加上强毒力的致病菌感染，传统的常规非手术换药治疗难以在较短时间内治愈；尤其是右上臂肱骨表面组织失活裸露，更容易最终形成慢性窦道而终生难愈。该病例应用水刀对包括右上臂感染性无效腔（死腔）在内的所有创面清创达到了彻底性和局部感染的有效控制，表现为所有清（扩）创后植皮的完全成活和扩创后伤口缝合也达到了一期愈合；值得一提的是术中将 Versajet™Ⅱ水动力清创系统强度调至 10 挡反复搔刮肱骨表面的坏死骨皮质，清创后将皮瓣皮下组织面完全缝合覆盖术口，此处的皮肤软组织也基本达到了一期愈合，堪称奇迹。

(4)病例照片资料 图3.30。

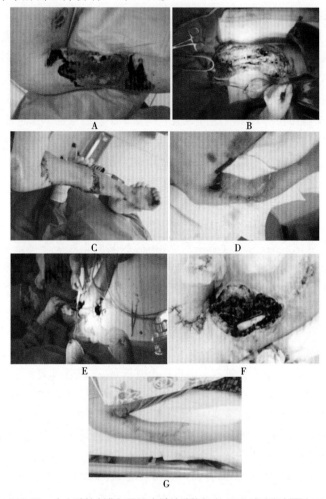

图3.30 右上臂扩创背阔肌肌皮瓣转移修复术+双上臂残留创面水刀
扩创植皮术

A.入院时右上肢伤情 B.术中扩创情况 C.游离皮瓣术后 D.游
离皮瓣术后皮瓣下窦道形成 E.术中创面水刀扩创情况 F.术中创面
扩创后情况 G.术后15 d创面愈合情况

(牟 斌)

3.8.3　其他典型病例

【典型病例3.10】　头、面、颈、躯干、四肢火焰烧伤28%TBSA三度4%

（1）简要病史　患者女性，83岁。头、面、颈、躯干、四肢火焰烧伤后1 h住院。临床诊断：头、面、颈、躯干、四肢火焰烧伤28%TBSA 三度4%，吸入性损伤。

（2）治疗过程　入院后给予抗休克、全身抗感染防治用药、防治并发症、营养代谢支持、吸入性损伤治疗、创面换药等治疗后，伤后第35天大部分创面愈合；头面部有约4%TBSA的深度创面未愈，大部分痂皮脱落、肉芽组织形成，术前面部创面分泌物细菌培养结果为金黄色葡萄球菌。伤后第35天在手术室全麻下行头面部创面水动力扩创、自体皮游离植皮术。术中用水动力清创系统对头、面部创面彻底清创，清创后创面基底组织新鲜、清洁、平整（设备强度调至2挡，平均每1%TBSA创面清创时间为1.5 min），水刀清创后给予积极止血，依次用1.5%过氧化氢溶液、外用生理盐水冲洗，然后将备好刃厚皮片分区域植于头、面部清创后创面，给予加压包扎。术后给予抗感染、营养代谢支持治疗，术后第7天检创，皮片存活率99%。

（3）专家点评　该患者为高龄重度烧伤患者，救治过程中由于重度吸入伤加上感染曾一度出现呼吸功能不全和全身感染的表现。经针对性的全身和局部治疗，肺功能完全恢复，全身感染得到控制，但头顶、颜面部创面溶痂后有细菌感染。尽早封闭创面是患者治愈和日后功能得到良好恢复的前提，而且此部分创面有散在的自生"岛状"上皮生长，故选用水刀清创达到了清创精准、清洁、彻底的效果，是高植皮成活率的重要保障。

（4）病例照片资料　图3.31。

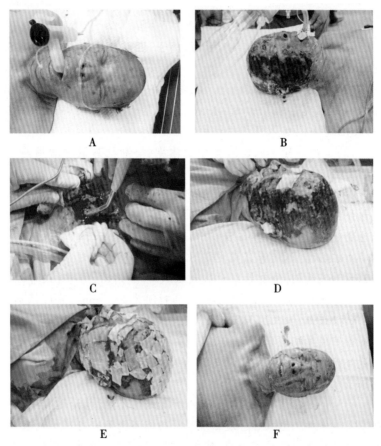

图 3.31 头、面、颈、躯干、四肢火焰烧伤 28%TBSA 三度 4%

A. 伤后第 1 天面部烧伤创面 B. 伤后第 35 天面部创面肉芽组织 C. 水动力清创 D. 水动力清创止血后 E. 水动力清创后植皮 F. 植皮术后第 10 天

（郑　旺）

【典型病例 3.11】　头、面、颈、躯干、双上肢、右大腿高压电烧伤 20%TBSA 三度 16% 四度 1%

（1）简要病史　患者男性，34 岁。头面颈躯干双上肢右大腿

10 kV高压电烧伤伴创面疼痛 2 h 入院。入院诊断：头、面、颈、躯干、双上肢、右大腿高压电烧伤20%TBSA深二度2%三度16%四度1%。查体见创面分布于头、面、颈、躯干、双上肢、右大腿，总面积约20%。创面大部分为黑色或黄褐色干痂，质硬，渗出少，痛觉迟钝，余创面基底红或红白相间，质软，渗出多，疼痛明显。右上肢肿胀明显，胀痛明显，右手感觉迟钝，发凉。

（2）治疗过程 入院后给予患者补液复苏抗休克，创面清创换药，右上肢烧伤创面切开减张，预防应激性溃疡，预防感染等治疗。病情平稳于伤后第4天全麻下行躯干、右上肢、右大腿深度创面切削痂异种生物敷料覆盖术，术后第4天术区检创，可见躯干异种生物敷料上有真菌生长，给予局部换药治疗，全身抗感染治疗，伤后第11天全麻下行躯干、右上肢深度创面扩创 Meek 植皮+自体小皮片移植术。术后第4天术区检创，可见前躯干部分载有 Meek 皮片的薄纱下有较多脓性分泌物，予以去除薄纱下脓性分泌物，换药治疗。此前创面分泌物细菌培养结果为烟曲霉菌和土曲霉菌，术后第6天，应用伏立康唑+舒普深抗感染治疗。伤后第21天全麻下行头部、躯干、右上肢肉芽创面、右大腿创面水刀清创自体皮移植术。术中前躯干、侧躯干、后躯干及右上肢用水刀清创至新鲜纤维板层和脂肪层，止血后用 1.5% 过氧化氢溶液和生理盐水反复清洗创面，将邮票状刃厚皮片贴于待植皮创面。术后第3天检创，前躯干、侧躯干应用水刀清创的新鲜肉芽组织创面植皮存活率为97%，后躯干因患者体位变化，皮片略有移位，植皮存活率90%。

（3）专家点评 患者伤情较重，在住院治疗过程中创面发生致病性强的真菌侵袭性感染，在局部有针对性的换药治疗和全身应用抗真菌药后，感染得到了有效的控制，但局部真菌感染创面扩创不易彻底消除，易出现残留菌局部定植，使之再次侵袭感染，而应用水刀清创达到了清创彻底、高效除菌、提高植皮成活率的临床效果。

（4）病例照片资料 图3.32。

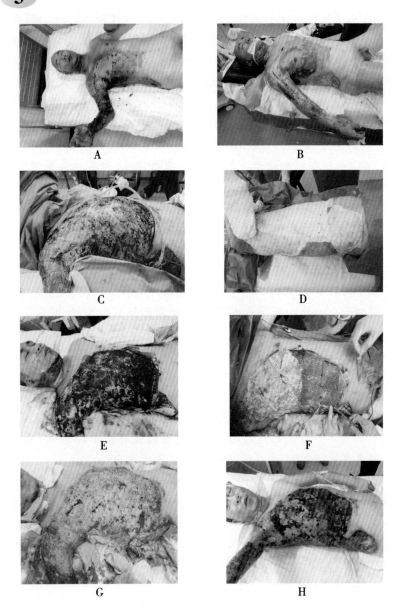

A

B

C

D

E

F

G

H

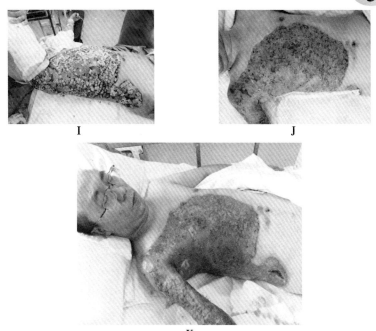

图3.32　头、面、颈、躯干、双上肢、右大腿高压电烧伤20%TBSA 三度16%四度1%

　　A. 入院时烧伤创面　B. 伤后第3天手术时切痂前　C. 伤后第3天手术时切痂后 D. 躯干、右上肢深度创面切痂异种生物敷料覆盖　E. 躯干、右上肢深度创面切痂异种生物敷料覆盖术术后第4天发现创面有真菌生长　F. 伤后第11天术中去掉生物敷料，躯干、右上肢创面扩创 Meek 植皮+自体小皮片移植术　G. 伤后第15天，术后第4天检查发现术区创面感染　H. 伤后第24天右上肢、躯干肉芽创面　I. 伤后第27天，肉芽创面水刀清创自体小皮片移植　J. 水刀清创自体小皮片移植术后第11天　K. 伤后第53天

（牟海涛）

3.9　水刀清创联合负压治疗技术在创面治疗中的应用

　　水刀作为一种先进的清创工具，用于烧伤创面清创与常规锐性手术清创器械相比有很多优势：具有一定的组织选择性，清创精确

可控,使精准清创成为可能:操控性、灵活性好,简单易学;优化清创流程;手术视野清晰,安全性高,并发症少。但不同患者不同创面的情况是复杂的,若要在烧伤清创中充分发挥水刀的优势达到理想的清创效果,必须结合创面的具体情况,选择合适的挡位,耐心、细致地操作。术者的经验、对于组织活性和清创层次的准确判断和把握、操作手法和熟练程度等对于实现精准清创至关重要。必要时应联合应用传统清创方式,以达到最佳的清创效果。

【典型病例3.12】 左下肢皮肤外伤后感染坏死

(1)简要病史 患者女性,44岁。左小腿外伤痂皮形成伴红肿。1周前患者不慎被自行车剐蹭致左小腿内侧破溃,回家简单消毒处理后小腿出现红肿,并破溃处皮肤出现干黑改变,未重视,2 d前患者出现发热,并下肢红肿严重,痂皮范围逐渐增大来诊,门诊以"左下肢皮肤软组织感染坏死"收入院。查体左小腿内侧可见一20 cm×8 cm黑色痂皮,痂皮周围可见黄白色坏死组织,有分泌物渗出,创周组织红肿明显。

(2)治疗过程 入院后全身和局部抗感染治疗。于入院后第3天在全身麻醉下行左下肢清创探查术。术中彻底去除黑色痂皮,可见痂下大量黄白色坏死组织,大隐静脉已坏死栓塞,使用手术刀彻底清创,后可见创缘周围皮肤下有潜在腔隙及坏死组织,使用手术刀清创效果不佳,使用水刀清创,彻底清除创缘皮肤下坏死组织,彻底止血并用1.5%过氧化氢和生理盐水交替、反复冲洗后,见基底清洁,无明显坏死组织残留,给予负压封闭引流治疗。后每3 d更换负压材料观察基底组织条件,术后第12天见肉芽增长缓慢,并少许黄白色坏死组织附着,遂予全麻下水刀清创和网状皮植皮术,可见清创后基底清洁,周围潜在腔隙大部分闭合,清创冲洗止血后,予中厚皮拉网移植,给予负压封闭引流治疗。术后皮片成活满意,术后27 d痊愈出院。术后2个月随访,创面修复良好。

(3)专家点评 ①本例患者外伤后致特殊细菌感染,并发左下肢坏死性筋膜炎,根据其病史特点,外伤后处置不当致感染,未行抗感染治疗致感染加重,致大范围皮肤坏死,同时创周正常皮肤下筋膜层感染扩散明显。②第一次清创术中,常规手术刀清创可以简单去除可视范围内坏死组织,但正常皮肤下筋膜层坏死组织使用15号圆刀都很难操作清创,可操作空间狭小,清创困难,使用水刀清创操作方便,并对正常组织有很好的保护作用,避免继发损伤,使得创缘正常皮肤得以保留。③二期植皮修复前手术清创,使用水刀操作,可以使清创更加彻底,同时对肉芽基底保护作用更强,避免损失过多正常增生肉芽,为植皮修复的成活打下基础。

(4)病例照片资料 图3.33。

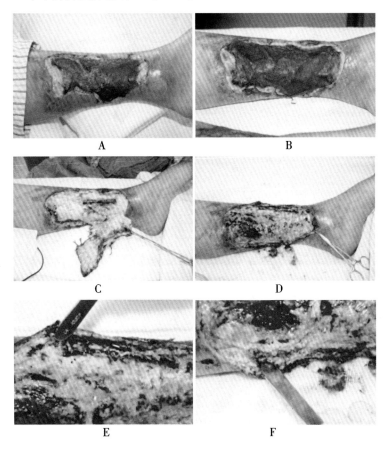

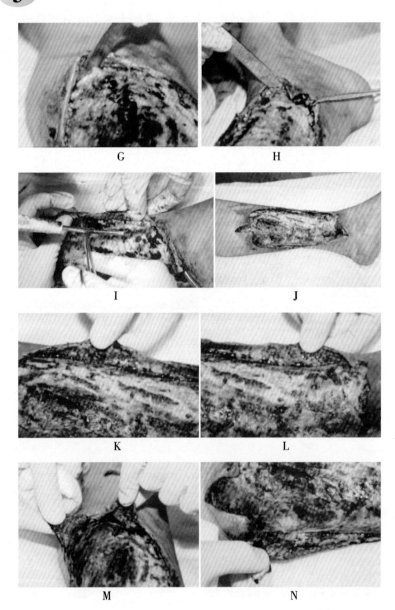

G

H

I

J

K

L

M

N

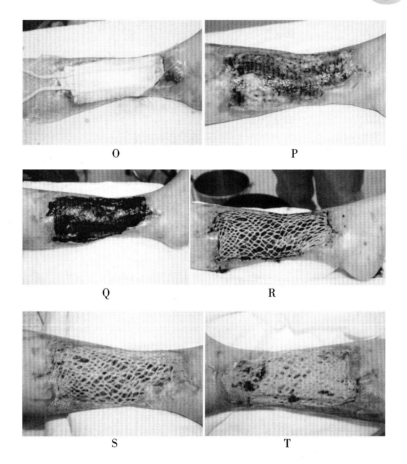

O   P

Q   R

S   T

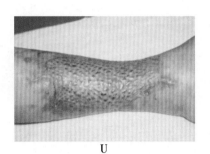

U

图 3.33 左下肢皮肤外伤后感染坏死

A. 入院时伤情 B. 第一次术前 C. 去除痂皮后基底情况 D. 手术刀常规清创后基底情况 E、F、G、H. 创缘周围正常皮肤下筋膜层可见坏死组织 I. 术中水刀清创 J. 第一次清创术后 K、L、M、N. 水刀清创后创缘皮肤下筋膜层组织 O. 术后负压封闭引流治疗 P. 第一次术后 12 d, 准备植皮修复术前 Q. 第二次水刀清创术后 R. 网状中厚皮片移植 S. 植皮术后 7 d T. 植皮术后 12 d U. 术后 2 个月随访

（冯　光）

水刀清创具有较好组织选择性、准确性、微创性, 可以最大限度地减少对正常组织不必要的损伤, 尤其适合面积较大的感染创面和特殊部位创面的使用。水刀利用高能量水束的动能进行人体组织分离, 几乎不产生热能, 它的切割效果源于组织的机械性断裂, 将单个细胞或细胞群从邻近组织游离下来, 而细胞本身并没有受损破坏, 因而不会像高频电刀、超声刀、激光等手术器械那样对组织切缘甚至深层组织造成热损伤。这种特有的组织选择性和无热损伤性能减少了手术创伤, 体现了微创外科的发展方向, 具有广阔的应用前景。但能否减轻后期瘢痕增生挛缩, 改善患者外观与功能, 仍存在争议。相关研究仍需进一步加强和完善。

值得注意的是, 水动力清创系统和超声水刀清创系统, 两者名称相近, 原理及作用却不同。后者利用超声波的空化效应改变生物组织的结构, 对坏死组织进行空化爆破清除。由于坏死组织和正常组织的抗张力强度存在差异, 对正常组织没有影响。超声清创属于物理清创方法,虽然同水刀清创一样,具有一定的组织选择性,但作用更加温和,对创面有雾化冲洗作用,但没有回吸收功能,对组织的切割作用弱,主要用于糖尿病足等慢性难愈性创面的管理及急性污染性创面冲洗,对多数烧伤创面或较大面积的慢性创面清创并不适合。

在实际应用中,手术方式的选择不仅要考虑手术效果,手术成本也常是医患双方关注的焦点。水刀是国外引进的一种先进的清创设备,自然会引起患者对清创成本的担忧。根据国外相关统计分析结果,使用水刀清创可减少清创、换药次数,缩短患者住院时间,总体上减少治疗费用。而在国内,由于整套系统全部依赖国外进口,水刀清创手术成本较传统清创方法大幅增高。一次性手柄高压进水管为特殊材料制作,价格昂贵,且无法重复消毒使用,导致单次清创成本过高,一定程度上限制了该设备在国内的临床应用和推广。但这并不能抹杀其在创面清创方面的独特优势及广大临床医生对清创效果的高度认可。对一次性手柄进行改进,使其部分甚至全部能够重复消毒利用,是众多使用过或正在使用水刀清创的外科医生的迫切愿望。

随着人们对水射流切割人体组织机制的研究,计算机技术、机电控制技术及无线内窥镜技术地不断融合和应用,水刀技术在医学领域必将发挥更为重要的作用。

(李宗瑜 李 卫)

4 总结与展望

一直以来,外科清创术的原则一直是"彻底清创,开放引流"占据主导地位,即彻底清除挫伤严重、污染重且已失活和(或)坏死的组织,直到暴露出新鲜的组织为止,开放创面,通畅引流,以利于创面愈合。20世纪90年代以来,随着微创观念深入人心,清创也转变为"有限的清创,以减少组织损伤"。当前认为,清创是清除影响愈合的失活组织和(或)坏死组织、异物及愈合不良的组织,并减少对组织的损伤,促进组织修复和愈合。鉴于此原则而出现了保守性锐性清创、机械性清创、自溶性清创、酶解性清创、生物性清创,均取得一定效果,各有其优缺点,临床上更多应用的是联合性清创,即联合使用上述两种或两种以上的清创方法,使其优势互补,达到清创治疗的目的。超声清创因其特殊清创机制可以实现比上述清创方式更精确的清创,清除影响愈合的因素同时实现无痛,对正常健康组织无损伤,避免了外科清创引起的不必要的创面扩大、骨外露、内固定钢板裸露等情况,造成失控的局面,这在传统清创术实施过程中并不少见。基于以上原因,超声清创的创面愈合更快。创面提前愈合的结果必然是住院时间缩短。长时间住院不仅医疗费用高昂,而且给患者及家庭带来沉重的心理压力。某些小创面的患者甚至可以门诊接受治疗,医疗费用大大降低。患者经济负担减轻,以前属于"倾家荡产"的疾病,如慢性骨髓炎、骨感染,如今可以更有信心地治疗。

水动力清创是把切除、清洁和吸入高效结合,清除无用组织和污染物,同时最大化保留正常组织,精细清创,保留健康组织的能力,避免了对健康组织或血管的损伤,形成平滑的创面床,可以提高植皮存活率和改善合成敷料的效果。Versajet™水刀切割和清除不需要的组织,不会把微生物污染冲击到创面深处,使得创面更快达到有效的细菌清除,减少细菌负荷,消除软组织生物膜及其他不利因素,提高组织存活率。由于切割喷嘴尺寸小,非常便于操作,使其在手术刀不容易切割或难以准确切割的关键功能部位和对患者外观有较大影响的部位非常有用。水刀使难以接触到或者外形不规则的部位也可以轻松受控处理。另外,水刀清创手术视野清晰,可以及时根据情况调整挡位及方向,较少误伤大血管,更快地清创,缩短手术清创时间,减少手术次数。使用较少的器械/消耗品,潜在地减少每次手术的成本有助于减少创面闭合时间,缩短住院时间,改善预后效果。水刀还可进行精细清创操作,能有效避免真皮组织损伤,避免愈后瘢痕增生挛缩。

创面愈合是一系列有序而且又复杂的过程,尽管目前人类对创面修复机制研究的认识显著提高,并相应产生多种新技术、新方法,但是仍然面对着诸如烧伤后瘢痕、糖尿病足和静脉性溃疡等诸多创面修复难题。除了上述一些被应用于临床的方法外,随着人们对创面修复过程及机制研究认识的加深,以及多学科渗透交叉综合,慢性创面修复理念也必将进一步发展,新技术新方法必将应运而生,获得令人满意的创面修复速度和质量,达到人们所要求的功能和美观。

（李宗瑜）

参考文献

[1]梁智.创面修复外科[M].北京:人民卫生出版社,2015.

[2]赵辉,赖西南.医用超声波冲洗治疗仪的研制[J].第三军医大学学报(医疗卫生装备),2004,9(3):20-21.

[3]刘建伟,殷作明,黄永红,等.UWI-Ⅱ型超声波创伤冲洗机在高原清创术中的应用[J].创伤外科杂志,2004,6(2):159.

[4]李学锋,谷涌泉,张建,等.低频超声清创仪治疗下肢慢性溃疡[J].中国普通外科杂志,2007,16(6):618-619.

[5]杨莉琴,何晓栩,刘言.超声清创机在糖尿病足中的应用[J].现代医药卫生,2008,24(16):2483.

[6]叶春婷,李慧,李学锋.低频超声清创仪治疗糖尿病足慢性溃疡的疗效观察[J].中华现代护理杂志,2009,15(24):2436-2437.

[7]蒋琪霞,李晓华.清创方法及其关键技术的研究进展[J].中华护理杂志,2009,44(11):1045-1047.

[8]曹瑛,薛耀明,赖西南,等.超声清创对糖尿病足溃疡创面细菌清除及微循环作用的临床研究[J].中国糖尿病杂志,2010,18(8):597-600.

[9]陈锦,叶锦,曾登芬,等.超声清创冲洗在Ⅲ期压疮创面中的应用[J].中华现代护理杂志,2010,16(4):402-404.

[10]杨嵩,吴学建,张帆.超声清创机在骨科慢性创面治疗中的应用探讨[J].医药论坛杂志,2011,32(6):28-29.

[11]童翠芳,周琴,吴庆芳,等.超声清创辅助治疗皮肤慢性溃疡139例[J].西部医学,2011,23(11),2142-2143.

[12]张寰波,魏蔚,郑宏宇.低强度超声波对开放性创面的冲洗效果[J].中国组织工程研究与临床康复,2011,15(24):4516-

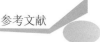

4518.

[13]蒋琪霞.压疮创面清洗溶液和相关技术的研究进展[J].中华现代护理杂志,2012,18(36):4341-4344.

[14]陈海清,周桂东,庞玲英,等.慢性创面应用超声波清创机清创的效果观察[J].护理学报,2012,19(12):46-47.

[15]韩隆元,符茂雄,黄亚莲,等.超声清创联合负压吸引在糖尿病足治疗中的应用探讨[J].现代预防医学,2012,39(21):5713-5716.

[16]黄秀禄,谭小燕,农月稠,等.超声清创术联和智能负压创伤治疗技术治疗糖尿病足溃疡的护理[J].中国临床护理,2013,5(4):285-287.

[17]周桂东,庞玲英,陈海清,等.超声波清创机在慢性创面治疗中的应用[J].齐鲁护理杂志,2013,19(10):11-12.

[18]童翠芳,周琴,吴庆芳,等.新型敷料、超声清创结合压力治疗1例大面积下肢静脉溃疡患者的护理[J].护理学报,2014,21(4):60-61.

[19]李晓东.超声波空化效应的生物学机制[J].临床超声医学杂志,2004,6(1):40-41.

[20]刘金玲,林少芒,李强.外科手术后联用超声清创机治疗下肢慢性静脉性溃疡的经验[J].中国血管外科杂志(电子版),2014,6(2):114-117.

[21]曹瑛,薛耀明,赖西南,等.超声清创系统对糖尿病足溃疡创面细菌清除作用及微循环作用的临床研究[J].中国糖尿病杂志,2010,18(8):597-600.

[22]尹会男,柴家科,李立根.超声清创系统结合负压创面疗法在骨外露创面中的应用[J].中华创伤与修复杂志,2011,6(2):47-49.

[23]谭荆,冯子成.一种新型医用清创超声波变幅杆设计[J].医疗卫生装备,2009,30(1):34-36.

[24]刘立婷,余加林,刘维勤,等.不同强度低频超声联合环丙沙星

对铜绿假单胞菌生物膜的作用[J].中国介入影响与治疗学,2014,11(10):672-675.

[25]杨翎.国内首例"水刀"削痂手术完成[EB/OL].[2013-10-24].http://www.cmt.com.cn/detail/347991.html.

[26]沈余明,胡晓骅,宓惠茹,等.四肢高压电烧伤创面的早期处理[J].中华烧伤杂志,2011,27(3):173-177.

[27]陈小丽,郑焱玲,曹茂华,等.超声水刀清创系统辅助治疗糖尿病足部皮肤溃荡的观察[J].局解手术学杂志,2013,22(1):78-79.

[28]刘思容,荣新洲,樊桂成,等.超声清创对慢性难愈性创面细菌清除及愈合的影响[J].广州医药,2014,45(1):5-7.

[29]BREUING K H,BAYER L,NEUWALDER J,et al. Early experience using low-frequency ultrasound in chronic wounds[J]. Ann Plast Surg,2005,55(2):183-187.

[30]ENNIS W J,VALDES W,GAINER M,et al. Evaluation of clinical effectiveness of MIST ultrasound therapy for the healing of chronic wounds[J]. Adv Skin Wound Care,2006,19(8):437-446.

[31]TAN J,ABISI S,SMITH A,et al. A painless method of ultrasonically assisted debridement of chronic leg ulcers:a pilot study[J]. Eur J Vasc Endovasc Surg,2007,33(2):234-238.

[32]GEHLING M L,SAMIES J H. The effect of noncontact,low-intensity,low-frequency therapeutic ultrasound on lower-extremity chronic wound pain:a retrospective chart review[J]. Ostomy Wound Manage. 2007,53(3):44-50.

[33]KAVROS S J,SCHENCK E C. Use of noncontact low-frequency ultrasound in the treatment of chronic foot and leg ulcerations:a 51-patient analysis[J]. J Am Podiatr Med Assoc,2007,97(2):95-101.

[34]KAVROS S J,LIEDL D A,BOON A J,et al. Expedited wound healing with noncontact,low-frequency ultrasound therapy in chro-

nic wounds: a retrospective analysis[J]. Adv Skin Wound Care, 2008,21(9):416-423.

[35]WALDROP K,SERFASS A. Clinical effectiveness of noncontact, low-frequency, nonthermal ultrasound in burn care [J]. Ostomy Wound Manage,2008,54(6):66-69.

[36]SERENA T,LEE S K,LAM K,et al. The impact of noncontact, nonthermal,low-frequency ultrasound on bacterial counts in experimental and chronic wounds[J]. Ostomy Wound Manage,2009,55 (1):22-30.

[37]VOIGT J,WENDELKEN M,DRIVER V,et al. Low-frequency ultrasound(20-40 kHz)as an adjunctive therapy for chronic wound healing:a systematic review of the literature and meta-analysis of eight randomized controlled trials[J]. Int J Low Extrem Wounds, 2011,10(4):190-199.

[38]HERBERGER K,FRANZKE N,BLOME C,et al. Efficacy,tolerability and patient benefit of ultrasound-assisted wound treatment versus surgical debridement:a randomized clinical study[J]. Dermatology,2011,222(3):244-249.

[39]BUTCHER G,PINNUCK L. Wound bed preparation:ultrasonic-assisteddebridement[J]. Br J Nurs,2013,22(6):36,38-43.

[40]MADHOK B M,VOWDEN K,VOWDEN P. New techniques for wound debridement[J]. Int Wound J,2013,10(3):247-251.

[41]MICHAILIDIS L,WILLIAMS C M,BERGIN S M,et al. Comparison of healing rate in diabetes-related foot ulcers with low frequency ultrasonic debridement versus non-surgical sharps debridement: a randomised trial protocol[J]. J Foot Ankle Res,2014,7(1):1.

[42]JEFFERS A M,MAXSON P M,THOMPSON S L. et al. Combined negative pressure wound therapy and ultrasonic MIST therapy for open surgical wounds:a case series[J]. J Wound Ostomy Continence Nurs,2014,41(2):181-186.

[43] MAHER S F, HALVERSON J, MISIEWICZ R, et al. Low-frequency ultrasound for patients with lower leg ulcers due to chronic venous insufficiency: a report of two cases[J]. Ostomy Wound Manage, 2014, 60(2): 52-61.

[44] CARMO M, MAZZACCARO D, BARBETTA I, et al. Use of Ultrasound Debridement as an Adjunctive Tool for Treating Infected Prosthetic Vascular Grafts in the Lower Extremities[J]. Ann Vasc-Surg, 2015, 29(3): 607-615.

[45] CRONE S, GARDE C, BJARNSHOLT T, et al. A novel in vitro wound biofilm model used to evaluate low-frequency ultrasonic-assisted wound debridement[J]. J Wound Care, 2015, 24(2): 64, 66-69, 72.

[46] ENNIS W J, LEE C, GELLADA K, et al. Advanced Technologies to Improve Wound Healing Electrical Stimulation, Vibration Therapy, and Ultrasound-what Is the Evidence? [J]. Plast ReconstrSurg, 2016, 138(3Supp): 94 s-104 s.

[47] NUSSBAUM E L, BIEMANN I, MUSTARD B. Comparison of ultrasound/ultraviolet-c and laser for treatment of pressure ulcers in patients with spinal cord injury[J]. Physical therapy. 1994, 74(9): 812-823; discussion815-824.

[48] JOYCE E, PHULL S S, LORIMER J P, el al. The development and evaluation of ultrasound for the treatment of bacterial suspensions. A study of frequency, power and sonication time on cultured Bacillus species[J]. UltrasonSonochem, 2003, 10(6): 315-318.

[49] PITT W G, ROSS S A. Ultrasound increases the rate of bacterial cell[J]. Biotechnol Prog, 2003, 19(3): 1038-1044.

[50] CARMEN J C, ROEDER B L, NELSON J L, et al. Treatment of biofilm infections on implants with low-frequency ultrasound and antibiotics[J]. American journal of infection control, 2005, 33(2): 78-82.

［51］TEWARIE L, MOZA A K, ZAYAT R, et al. Ultrasound-assisted treatment of sternocutaneous fistula in post-sternotomy cardiac surgery patients［J］. European journal of cardio-thoracic surgeryofficialjoumal of the European Association for cardio-thoracic Surgery:official journal of the European Association for Cardio-thoracic Surgery, 2015, 47 (5) :e180-187.

［52］KELTIE K, REAY C A, BOUSFIELD D R, et al. Characterization of the ultrasound beam produced by the MIST therapy, wound healing system［J］. Ultrasound in medicine & biology, 2013, 39 (7) :1233-1240.

［53］KARAU M J, PIPER K E, STECKELBERG J M, et al. In vitro activity of the Qoustic Wound Therapy System against planktonic and biofilm bacteria［J］. Adv Skin Wound Care, 2010, 23 (7) : 316-320.

［54］CARMO M, MAZZACCARO D, BARBETTA L, et al. Use of ultrasound debridement as an adjunctive tool for treating infected prosthetic vascular grafts in the lower extremities［J］. Ann VascSurg, 2015, 29 (3) :607-615.

［55］OLYAIE M, RAD F S. ELAHIFAR M A, et al. High-frequency and noncontact low-frequency ulrasound therapy for venous leg ulcer treatment: a randomized, controlled study ［J］. Ostomy/ wound mamagement, 2013, 59 (8) :14-20.

［56］YU H, CHEN S, CAO P. Synergistic bactericidal effects and mechamisms, of low intensity ultrasound and antibiotics against bacteria:A review［J］. Ultrasonics Sonochemistry, 2012, 19 (3) : 377-382.

［57］RUNYAN C M, CARMEN J C, BECKSTEAD B L et al. Low-frequency ultrasound increases outer membrane permeability of Pseudomonas aeruginosa ［J］. The Joumal of general and applied microbiology, 2006, 52 (5) :295-301.

［58］KENT D J. Getting misty over wound care. Learn how therapy with ultrasound waves and saline mist can help your patient's wound heal［J］. Nursing,2007,37(9):36-37.

［59］WALLS G,NOONAN L,WILSON E,et al. Successful use of locally applied polyhexamethylene biguanide as an adjunct to the treatment of fungal osteomyelitis［J］. Canadian Journal of Infectious Diseases and Medical Microbiology,2013,24(2):109-112.

［60］HUBNER N O,KRAMER A. Review on the efficacy,safety and clinical applications of polihexanide,a modern wound antiseptic［J］. Skin pharmacology and physiology,2010,23(Suppl. 1):17-27.

［61］SCHAUMBURGER J,BECKMANN J,SPRINGORUM H R,et al. ［Toxicity or antiseptics on chondrocytes in vitro］［J］. Zeitschrift fur Orthopadie and Unfallchirurgie,2010,148(1):39-43.

［62］WILKINS R G,UNVERDORBEN M. Wound cleaning and wound healing:a concise review［J］. Adv Skin Wound Care,2013,26(4):160-163.

［63］CRONE S,GARDE C,BJARNSHOLT T,et al. A novel in vitro wound biofilm model used to evaluate low-frequency ultrasonic-assisted wound debridement［J］. J wound Care,2015,24(2):64-72.

［64］DISSEMOND J,AUGUSTIN M,EMING S A,et al. Modern wound care-practical aspects of non-interventional topical treatment of patients with chronic wounds［J］. Journal der Deutschen Dermatologischen Gesellschaft=Journal of the German Society of Dermatology:JDDG,2014,12(7):541-554.

［65］RIBEIRO EDEL P,BITTENCOURT S,ZANIN I C,et al. Full-mouth ultrasonic debridement associated with amoxicillin and metronidazole in the treatment of severe chronic periodontitis［J］. Journal of periodontology,2009,80(8):1254-1264.

［66］WANG R,FENG Y,DI B. Comparisons of negative pressure wound therapy and ultrasonic debridement for diabetic foot ulcers:a net-

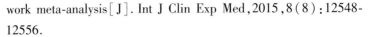
work meta-analysis[J]. Int J Clin Exp Med,2015,8(8):12548-12556.

[67] AMINI S,SHOJAEEFARD A,ANNABESTANI Z,et al. Low-frequency ultrasound debridement in patients with diabetic foot ulcers and osteomyelitis[J]. Wounds:a compendium of clinical research and practice,2013,25(7):193-198.

[68] CIERNY G. Surgical Treatment of Osteomyelitis[J]. Plast RecomstrSurg,2011,127(1):190S-204S.

[69] MICHAILIDIS L,KOYTSANAS D,ORR E,et al.Does the new low-frequency ultrasonic debridement technology pose an infection control risk for clinicians,patients,and the clinic environment? [J]. American joumal of infection control, 2016, 44 (2016): 1656-1659.

[70] GURUNLUOGLU R. Experiences with waterjet hydrosurgery system in wound debridement[J]. World J EmergSurg,2007,2(1): 10.

[71] SAINSBURY D C. Evaluation of the quality and cost-effectiveness of Versajet,hydrasurgery[J]. Intemational Wound Joumal,2009,6 (1):24-29.

[72] KIMBLE R M,MOTT J,JOETHY J. Versajethydrosurgery system for the debridement of paediatric burns[J]. Burns,2008,34(2): 297-298.

[73] CAPUTO W J,BEGGS D J,DEFEDE J L,et al. A prospective randomised controlled clinical trial comparing hydrosurgery debridement with conventional surgical debridement in lower extremity ulcers[J]. Int Wound J,2008,5(2):288-294.

[74] GRAVANTE G,ESPOSITO G,DELOGU D,et al. Versajethydrosurgery in burns wound debridement:a preliminary experience [J]. Burns,2007,33(3):401-402.

[75] ROWAN M P,CANCIO L C,ELSTER E A,et al. Burn wound

healing and treatment: review and advancements[J]. Crit Care, 2015,19:243.

[76] HALIM A S, KHOO T L, MAT SAAD A Z. Wound bed preparation from a clinical perspective[J]. Indian J Plast Surg, 2012, 45(2): 193-202.

[77] VANWIJCK R, KABA L, BOLAND S, et al. Immediate skin grafting of Subacute and chronic wounds debrided by hydrosurgery[J]. J Plast ReconstrAesthetSurg, 2010, 63(3):544-549.

[78] JEFFERY S L. Device related tangential excision inburns[J]. Injury, 2007, 3855:S35-S38.

[79] MATSUMURA H, NOZAKI M, WATANABE K, et al. The estimation of tissue loss during tangential hydrosurgical debridement[J]. Ann Plast Surg 2012, 69(5):521-525.

[80] KAWECKIM, MIKUS-ZAGORSKAK, GLIKJ, et al. The efficiency of burn wounds debridement with use of hydrosurgery-our experiences[J]. Pol PrzeglChir, 2015, 87(1):1-5.

[81] LIU J, KOJ H, SECRETOV E. Comparing the hydrosurgery system to conventional debridement techniques for the treatment of delayed healing wounds: a prospective, randomised clinical trial to investigate clinical efficacy and cost-effectiveness[J]. Int Wound J, 2015, 12(4):456-461.

[82] BOUDANA D A, WOLBER A, DE BROUCKER V, et al. The use of Versajet™ hydrosurgery system in the treatment of vesicant burn caused by sulphur mustard: A propos of one case[J]. Buns, 2010, 36(4):e44-e48.

[83] GUMUS N, ERKILIC A, ANALAY H. Water jet for early treatment of chemical burn[J]. Burns, 2010, 36(3):36-37.

[84] GRAHAM J S, GERLACH T W, LOGAN T P, et al. Methods of advanced wound management for care of combined traumatic and chemical warfare injuries[J]. Eplasty, 2008, 8:343-363.

［85］GRANICK M S,JACOBY M,NORUTHRUN S,et al. Clinical and eco-
nomic impact of hydrosurgical debridement on chronic wounds［J］.
Wounds,2006,18(2):35-39.

［86］HEIMBACH D M. Early bum excision and grafting［J］. Surg Clin
North Am,1987,67(1):93-107.

［87］THOMPSON P,HERNDON D,ABSTON S,et al. Effect of early
excision on patients with major thermal injury［J］. J Trauma,
1987,27(2):205-207.

［88］BURD A. Burns:treatment and outcomes［J］. Semin Plast Surg,
2010,24(3):262-280.

［89］HYLAND E J,D´CRUZ R,MENON S,et al. Prospective,random-
ised controlled tritrial comparing Versajet™ hydrosurgery and con-
ventional debridement of partial thickness paediatric burns［J］.
Burns,2015,41(4):700-707.

［90］GURFINKEL R,ROSENBERG L,COHEN S,et al. Histological as-
sessment of tangentially excised burn eschars［J］. Can J Plast
Surg,2010,18(3):e33-36.

［91］DUTEILLE F,PERROT P. Management of 2nd-degree facial burns
using the Versajethydrosurgery system and xenograft:a prospective
evaluation of 20 cases［J］. Burns,2012. 38(5):724-729.

［92］YEH C C,LIN Y S,HUANG K F. Resurfacing of total penile full-
thickness burn managed with the Versajet™ hydrosurgery system［J］.
J Burn Care Res,2010,31(2):361-364.

［93］FRYKBERG R G,BANKS J. Challenges in the treament of chronic
wounds［J］. Adv Wound Care(New Rochelle),2015,4(9):560-
582.

［94］BLOCK L,KING T W,GOSAIN A. Debridement techniques in
trauma and buen-related wounds［J］. Adv Wound Care(New Ro-
chelle),2015,4(10):596-606.

［95］FRACCALVIERI M,SERRA R,RUKA E,et al. Surgical debridewith

Versajet:an analysis of bacteria load of the wound bed pre- and post-treatment and skin graft taken. A preliminary pilot study [J]. Int Wound J,2011,8(2):155-161.

[96] STEPHEN-HAYNES J,THOMPSON G,The different methods of wound debridement[J]. British Journal of Community Nursing, 2007,12(6):6-16.

[97] ANDERSON I. Debridement methods in wound care [J]. Nurs Stand,2006,20(24):65-70.

中英文名词对照

爱微捷水动力清创系统(Versajet hydrosurgery system)

超声清创(ultrasound debridement)

成纤维细胞(fibroblast,Fb)

创面(wound surface)

创面床准备(wound bed preparation,WBP)

负压创面治疗(negative pressure wound therapy,NPWT)

负压封闭引流(vacuum sealing drainage,VSD)

高压氧(hyperbaric oxygen,HBO)

化学性清创(chemical debridement)

机械性清创(mechanical debridement)

空化效应(cavitation effect)

联合清创(combined debridement)

酶解清创(enzymatic autolysis debridement)

耐甲氧西林金黄色葡萄球菌(methicillin-resistant staphylococcus aureus,MRSA)

清创(debridement)

蛆虫清创(larval debridement)

人类免疫缺陷病毒(human immunodeficiency virus,HIV)

生物性清创(bio debridement)

声流效应(acoustic streaming)

手术清创(surgical debridement)

水刀清创(hydrosurgery system debridement,HDG)

体表总面积(total body surface area,TBSA)

脱氧核糖核酸(deoxyribonucleic acid,DNA)

文丘里效应（Venturi effect）

物理清创（physical debridement）

自溶性清创（autolytic debridement）